간호사 국가시험 출 제

KB153210

기본간호학	1. 산소화요구	1. 산소화요구 사정
		2. 산소화간호
	2. 영양요구	1. 영양요구 사정
		2. 영양 간호
	3. 배설요구	1. 배설요구 사정
		2. 배설간호
	4. 활동과 운동요구	1. 활동과 운동요구 사정
		2. 활동과 운동 간호
	5. 안위요구	1. 수면과 휴식 사정 및 간호
		2. 체온 사정 및 조절 간호
		3. 임종 징후 사정 및 간호
	6. 안전요구	1. 낙상 및 사고위험 사정
		2. 낙상 및 사고예방 간호
		3. 감염 사정
		4. 감염 관리
		5. 투약 간호
		6. 욕창 사정
		7. 욕창 간호

C O N T E N T S

목 차

CONTENTS

간결 간호사 **국가시험대비**
기 본 간 호 학

CONTENTS

목 차

CONTENTS

간걸 간호사 **국가시험대비**
기 본 간 호 학

C O N T E N T S

목 차

산소화 요구

1

PART

CHAPTER 01

산소화 요구 사정

We Are Nurse

위아너스
간 호 사
국가시험
이 론 편

기본간호학

🫁 UNIT 01 호흡의 생리적 기전

1. 흡기(inspiration)

숨을 들이쉬는 것으로 횡격막이 수축하여 흉곽 중앙부분이 복강 쪽으로 내려가서 늑골을 전후좌우로 치켜 올려서 용적을 증가시킨다.

→ 능동적 과정으로 횡격막의 하강 및 흉강의 확장으로 폐 내부는 음압 상태가 된다.

2. 호기(expiration)

숨을 "호~" 내쉬는 것으로 횡격막과 외늑간근의 이완으로 탄성반동에 의해 늑골과 횡격막이 원위치로 돌아와서 흉곽의 크기는 줄어든다.

→ 수동적 과정으로 횡격막의 상승 및 흉강의 수축으로 폐 내부는 양압 상태가 된다.

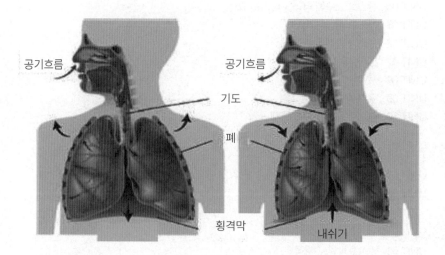

3. 내호흡과 외호흡

① 외호흡 : 폐포-폐모세혈관막 사이의 가스 교환
② 내호흡 : 순환혈액과 조직세포간의 가스교환

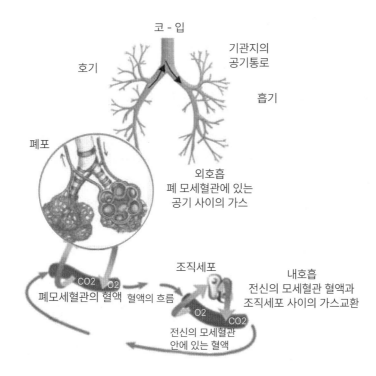

4. 호흡의 특징

① 공기가 이동하는 통로인 기도계에 병변이 있는지 유무를 확인할 수 있다.
② 정맥혈 산화와 혈액으로부터의 탄산가스를 제거하는 폐포계의 기능을 한다.
③ 영양소와 노폐물, 산소 및 탄산가스를 운반하는 심맥관계의 기능을 한다.

🫁 UNIT 02 호흡과정

1. 환기(ventilation)

공기가 외부에서 폐로 드나드는 작용으로 흡기와 호기로 구성된다.
① 흡기 동안 폐포 내로 산소가 이동하고 호기 동안에는 외부로 탄산가스를 배출하는 과정
② 정상적인 환기를 위해서 근육의 협력작용과 폐와 흉곽의 신장성 및 정상적인 신경자극의
전달이 필수적이다.

③ 환기의 영향 요인

   ㉠ 청결한 기도

   ㉡ 손상되지 않은 중추신경계와 호흡 중추

   ㉢ 확장과 수축이 원활한 흉강

   ㉣ 적절한 폐 순응도(계면활성제는 폐의 순응도를 증가시킴)

2. 확산(diffusion)

① 폐포의 가스 교환을 의미하며 산소의 흡입과 이산화탄소 배출 가스의 압력차에 의해서 확산되어 이동한다.

② 가스교환은 높은 농도에서 낮은 농도로 입자가 이동하는 수동적 원리이며 확산에 의해 호흡막을 통한 폐포와 모세혈관 사이의 가스교환이 발생한다.

   ㉠ 산소 : 혈색소와 결합하여 운반

   ㉡ 이산화탄소 : 중탄산 이온(HCO_3-)의 형태로 약 70%가 운반된다.

3. 산소와 이산화탄소의 운반

(1) 산소

① 혈색소와 결합하여 운반되며 산소 분압이 높은 폐포 내(100mmHg)에서 산소분압이 낮은 폐혈관(60mmHg)으로 이동한다.

② 대부분의 산소(97~98%)는 산소에 대해 매우 강한 친화력을 갖고 있는 혈색소에 의해 운반된다.

(2) 이산화탄소

① 30%가 혈색소와 결합되며 중탄산 이온(HCO_3-)으로 운반되는 형태가 가장 많다(60~65%).

② 이산화탄소 분압이 높은 정맥혈(45mmHg)에서 이산화탄소 분압이 낮은 폐포 내(40mmHg)로 이동한다.

(3) 가스 교환에 영향을 주는 요인

① 가스 분압차

② 폐포 모세혈관막의 두께

③ 이용가능한 표면적의 변화

④ 가스의 확산속도

⑤ 폐포모세혈관의 혈액량

(4) 기타 호흡가스의 운반에 영향을 미치는 요인

① 심박출량

② 적혈구수

③ 운동

(5) 저산소증(hypoxia) ★★★

① 조직 내 세포에서 산소화가 부적절한 상태를 의미한다.

② 급성증상 : 호흡곤란, 적은 맥압을 갖는 혈압상승, 호흡과 맥박증가(흉골하 및 늑간의 수축이 보임), 청색증, 불안 등

③ 만성증상 : 사고과정의 변화, 두통, 흉통, 심장비대, 식욕부진, 변비, 소변량 감소, 성욕 감소, 사지근육의 허약감, 근육통 등

🫁 UNIT 03   호흡 조절

1. 신경성 조절

(1) 수의적 조절계

대뇌피질에 존재하며 흥분을 피질척수를 통하여 호흡근의 운동 뉴런에 전도한다.

① 연수 : 호기와 흡기 중추

② 뇌교 : 율동적이고 규칙적인 환기를 이루며 흡기중추와 연계

③ 흡기가 완전하게 이루어지면 흡기중추가 억제되어서 호기가 자연스럽게 나타난다.

④ 흡기중추가 흥분되면 호기중추는 억제되어 확장되고 흡기가 이루어진다.

(2) 자율 조절계

① 연수

  ㉠ 흡기 중추 : 자동적으로 규칙적 자극 유발

  ㉡ 호기 중추 : 흡기 중추 억제

② 뇌교

  ㉠ 정상적인 호흡리듬을 위해 흡기 중추와 연계

  ㉡ 호기에 관계하는 호흡조절중추로부터 오는 자극으로 인해 방해

2. 화학적 조절 : 혈액의 pH와 CO_2, O_2 농도 변화

① 중추화학 감수체는 연수복측 표면에 위치, 뇌척수액 또는 조직의 pH변화와 PCO_2를 감지

② 말초화학 감수체는 좌우 경동맥궁, 대동맥궁에 위치 PO_2, pH의 감소, PCO_2 증가에 반응

③ 신경성 조절을 보완하기 위해 PO_2, pH, PCO_2를 정확하게 감지하여 호흡중추인 연수와 뇌교에 알려주어 보완함

호흡에 영향을 미치는 요인

① 연령 : 영아기에서 성인기로 성장함에 따라 폐 용량은 증가하고 호흡수는 점차 감소된다. 노인은 폐 용량과 호흡의 깊이는 감소하고 호흡수는 증가한다.
② 고열 : 고열은 비정상적으로 빠른 호흡수를 초래함
③ 스트레스 : 불안과 스트레스는 교감신경자극으로 호흡수와 깊이를 증가시켜 과도환기 초래함
④ 약 : 마약성 진통제는 흡기능력을 저하시켜서 호흡수를 감소시킨다. 코카인 등은 환기량을 증가시켜서 호흡수와 깊이를 증가시킨다.
⑤ 흡연 : 장기간의 흡연은 기도에 변화를 초래하여 호흡수를 증가시킴
⑥ 운동 : 신체의 신진대사 증가로 호흡수와 깊이가 증가함

호흡 측정 시 주의 사항

① 호흡은 관찰을 통한 시진과 흉곽의 움직임을 촉진하는 것으로 사정할 수 있다.
② 대상자가 의식적으로 변화시킬 수 있기 때문에 사정하는 것을 대상자가 모르게 해야 함
  (맥박을 측정하는 것처럼 하고 호흡을 먼저 측정하고 맥박을 측정)
③ 호흡 양상이 규칙적이면 30초 동안 측정하여 2를 곱하고, 불규칙적이면 1분간 측정

호흡의 양상

정상(normal)		• 성인의 정상 호흡수: 분당 12~20회 • 영아의 정상 호흡수: 분당 44회에 이를 수 있음
빠르고 얇은 호흡 (빈호흡 : tachypnea)		• 억제성 폐질환, 늑막통, 횡격막이 상승된 경우 나타남
빠르고 깊은 호흡 (과도호흡, 과대환기 : hyperventilation)		• 운동, 불안, 대사성 산증 • 무의식 환자는 중뇌, 뇌교의 경색, 저산소증, 저혈당으로 의심할 수 있음 • 쿠스말 호흡(Kussmaul respiration)은 대사성 산증으로 야기되는 깊은 호흡 • 호흡수는 경우마다 다름
느린 호흡(서호흡 : bradypnea)		• 당뇨병성 혼수, 약제유발 호흡 억제, 두개강 내압 상승 등으로 인해 이차적으로 올 수 있음

체인-스톡스호흡 (Cheyne-Stokes breathing)	 과호흡　무호흡	• 깊은 호흡기와 무호흡기가 번갈아 일어나는 호흡 • 아동, 노인에서 수면 시 정상으로 나타날 수 있음 • 심부전, 요독증, 약제유발, 호흡억압, 뇌손상 시 올 수 있음
운동 실조성 호흡 (ataxic breathing Biot's beathing)		• 예측할 수 없는 불규칙성이 특징 • 호흡이 얕거나 깊을 수 있고, 짧은 기간 동안 멈출 수도 있음 • 호흡의 억압, 뇌손상, 연수 부위의 손상 시 올 수 있음
지속 흡식성 (Apneustic)		• 긴 흡기 후 호기성 정지 • 헐떡거리고 숨이 참

🫁 UNIT 07　폐기능

1. 폐용량

① 1회 호흡량(Tidal Volume, TV : 500ml) : 평상시의 1회 호흡 시 들이마시거나 내쉰 공기의 양

② 흡기 예비 용량(Inspiratory Reserve Volume, IRV : 3100ml) : 평상시의 호흡에서 1회 흡기량까지 들이마신 후 계속해서 최대한 더 들이마실 수 있는 공기의 양

③ 호기 예비용량(Expiratory Reserve Volume : 1200ml) : 평상시 호흡의 내쉰 상태로부터 인위적으로 더 숨을 끝까지 내쉴 수 있는 공기의 양

④ 잔기량(Residual Volume, RV : 1200ml) : 호흡을 통하여 가능한 한 폐 내의 공기를 모두 배출한 이후에도 폐 내에 잔류하고 있는 공기의 양

2. 폐용적

① 흡기 용량(Inspiratory Capacity, IC=TV+IRV : 3600ml) : 정상호흡에서 최대한 흡입할 수 있는 공기의 양

② 기능적 잔기용량(Functional Residual Capacity, FRC=ERV+RV : 2400ml) : 정상 호기 후 폐 내에 남아 있는 공기량

③ 폐활량(Vital Capacity, VC=IRV+TV+ERV : 4800ml) : 최대한 공기를 들이마신 후 최대한 배출시킬 수 있는 공기의 양

④ 총 폐용량(Total Lung Capacity, TLC=VC+RV : 6000ml) : 최대한 공기를 흡입하였을 때 폐 내에 있는 공기의 양

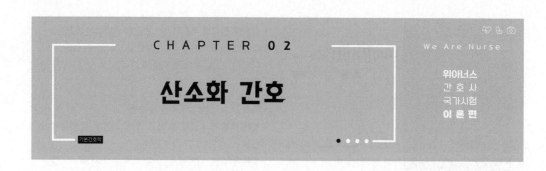

CHAPTER 02

산소화 간호

We Are Nurse

위아너스
간호사
국가시험
이론편

기본간호학

UNIT 01 산소화 정도에 따른 간호 사정

1. 산소화 정도 신체 사정

① 의식수준과 행동 등의 지남력에 갑작스런 변화를 보이는지 확인한다.

② 호흡유형과 호흡형태를 관찰하고, 호흡 시에 흉곽 운동의 대칭성을 검사한다.

③ 폐음 청진 및 소변 배설량을 확인한다.

④ 맥박, 호흡, 혈압의 증가 또는 감소가 있는지 활력징후를 사정한다.

⑤ 피부와 점막의 색, 온도, 탄력성 및 습도를 관찰한다.

⑥ 활동량을 점검한다.

2. 부적절한 산소화의 증상

① 빈맥과 혈압의 상승

② 빠르고 얕은 호흡을 보이며 호흡수가 증가

③ 기좌호흡(Orthopnea)

④ 숨쉬기가 곤란하여 코를 벌렁거리며 안절부절 못함

⑤ 호흡 보조근의 사용 및 흉골 늑간의 퇴축을 보임

⑥ 피부와 입술, 손톱의 청색증을 보임(어두운 피부색의 환자인 경우에는 점막을 확인할 것)

⑦ 혼돈, 혼미, 혼수상태에 빠짐

3. 혈압

혈액이 동맥으로 흐를 때, 혈관벽에 미치는 압력

(1) 생리적 기전

① 수축기압 : 심장의 수축기 때 좌심실에서 동맥관 내로 혈액이 나와 생기는 압력

② 이완기압 : 대동맥에 일시 저장된 혈액이 이완기에 말초혈관으로 흘러갈 때 압력

③ 맥압 : 수축기압-이완기압

④ 혈압(BP)=심박출량(CO) × 전신혈관저항(SVR)

(2) 혈압측정

① 커프 : 팔이나 대퇴 위의 약 2/3를 덮는 정도의 크기 사용

(즉, 커프 너비가 팔이나 대퇴 둘레의 40% 정도)

② 청진기 : 종형으로 들음 cf. 호흡음과 같은 고음은 판막형으로

③ Korotkoff sound

㉠ phaseⅠ : 수축기압, 처음 들리는 약하지만 깨끗하면서 분명한 소리

㉡ phaseⅡ : 잡음 또는 휙휙 거리는 소리

㉢ phaseⅢ : 강한 소리가 부드럽게 들림

㉣ phaseⅣ : 부드럽던 소리가 갑자기 약해짐

㉤ phaseⅤ : 이완기압, 소리가 완전히 사라짐

④ 수축기압 측정 시 평상시 수축기압보다 20~30mmHg정도 올림

⑤ 눈금은 초당 2~4mmHg의 속도로 내림

⑥ 반복 측정하고자 할 때는 30초 여유를 두어야 함(정맥울혈 완화)

⑦ 좌우 혈압차가 5~10mmHg 이하이어야 함

⑧ 대퇴혈압의 수축기압은 상완동맥의 혈압보다 10~40mmHg 정도 더 높음

⑨ 대퇴혈압측정 시 슬와(popliteal)동맥에 청진기 판막을 대고 청진함

(3) 혈압측정 시 생기는 오류

① 혈압이 높게 측정되는 경우

㉠ 커프가 너무 좁거나, 느슨히 감을 때

㉡ 밸브를 너무 천천히 풀 때(이완압이 높게 측정)

㉢ 운동 직후 또는 활동 직후의 혈압측정

㉣ 팔이 심장보다 낮을 때

② 혈압이 낮게 측정되는 경우

㉠ 팔의 크기에 비해 너무 넓은 커프를 사용했을 때

㉡ 커프를 감은 팔을 심장보다 높게 했을 때

㉢ 밸브를 너무 빨리 풀 때(수축압은 낮게, 이완압은 높게 읽힘)

㉣ 충분한 공기를 주입하지 않은 경우(수축압이 낮게 읽힘)

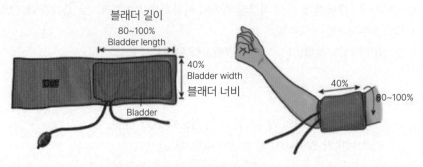

블래더 길이
80~100%
Bladder length

40%
Bladder width
블래더 너비

Cuff

Bladder

40%
80~100%

[혈압계 커프의 크기 선택]

③ 혈압측정 시 생기는 오류

연령	• 정상혈압은 일생을 통해 변하는데 연령증가에 따라 점점 더 높아짐
스트레스	• 불안, 두려움, 동통, 정서적 스트레스는 교감신경 자극으로 심박수를 증가시켜 심박출량이 증가하고, 말초 혈관수축으로 혈관의 저항이 증가되어 혈압이 상승
호르몬	• 사춘기 이후에는 호르몬 변화로 남자가 혈압이 더 높아질 수 있음 • 폐경기에 도달하면 여자가 남자보다 혈압이 더 높아지는 경향이 있음 • 임신 시에는 혈압이 약간 상승함
하루 중 변화	• 아침에 혈압이 낮고 낮 동안에 올라가다가 늦은 오후에 가장 높으며 밤에는 다시 낮아지고 수면 중에 낮아짐
흡연	• 흡연은 혈관수축을 초래하여 혈압을 상승시킴
출혈	• 혈액량이 줄어들어서 혈압이 하강
신장질환	• 나트륨과 수분의 정체로 인해 혈액량이 증가 • 레닌이 방출되어 혈압이 상승
인종	• 흑인이 백인보다 혈압이 높음
운동	• 운동은 심박출량의 증가를 초래하여 혈압을 상승시킴
전신마취	• 마취는 뇌간에 있는 혈관운동중추를 억압하여 혈관운동의 긴장을 줄임으로써 혈압을 하강시킴
기타	• 골격근의 수축, 혈액점도 증가, 순환혈액량 증가, 정맥 환류량 증가 시 혈압을 상승시킴

🔖 UNIT 02 　　간호사정 과정

1. 자료의 유형

(1) 주관적 자료 ★★★★

① 대상자에 의해 기술되거나 입증된 자료 증상(symtom)

② 무의식환자, 신생아 등에서는 주관적 자료가 없음 (ex. 소양감, 통증 등)

(2) 객관적인 자료 ★★

① 측정 가능하여 명확하고 관찰자에 의해 검증된 자료 징후(sign)
② 신체검진, 행동, 기록지, 문헌고찰 등으로 주관적 자료를 검증함 (ex. 발적, 홍반, 부종, 활력징후 등)

2. 간호진단의 구성요소(NANDA)

① 문제(problem) : 건강상태나 대상자의 건강문제를 가능한 한 명확하고 간결하게 설명
② 원인(etiology) : 문제와 관련되는 신체적, 정신적, 사회적, 영적, 환경적 기여요소, 건강하지 않은 대상자 상태를 유발하는 요소
③ 특성(definiting characteristics) : 실제적 혹은 잠재적 건강문제가 있다는 신호로 볼 수 있는 주관적이고 객관적인 자료

🥼 UNIT 03　간호중재의 유형 ★★

1. 직접 간호중재

대상자와의 상호작용을 통해 시행 ★

예 배변훈련, 석고붕대관리, 심장병예방관리, 함께 하기, 상담 등

2. 간접 간호중재

안전한 환경을 유지하고 대상자의 간호를 조정하고자 하는 행위

예 안전과 감염관리, 응급처치 카트 점검, 위임, 기록, 다학제간 협력 등

3. 독자적인 간호중재(간호사가 주도)

간호사 자신의 지식과 기술에 근거하여 주도하도록 허가된 활동

예 신체간호, 사정, 감정적 지지, 안위추구, 교육, 상담, 환경관리, 전문가에게 의뢰하기 등

4. 의존적인 간호중재(의사가 주도)

의사 처방이나 감독하에서 수행되는 활동

예 약물투여, 정맥요법, 진단적 검사 등

5. 상호협조적 간호중재

물리치료사, 영양사, 사회사업가, 의사 등의 다른 전문요원들과의 협력하에서 이루어지는 활동

1. 신체·생리적 요인

① 빈혈, 일산화탄소 흡입, 기도 폐쇄, 심한 탈수
② 발열, 비만, 근골격계 손상, 중추신경계 질병, 심폐질환 등
③ 산소운반 능력 및 혈색소의 감소
④ 흡입된 산소농도의 감소
⑤ 저혈량증, 심한 탈수
⑥ 신진대사율의 증가 : 감염이 된 경우에는 발열과 함께 호흡수가 증가
⑦ 임신, 비만, 근골격 기형 및 외과적 손상 등으로 흉벽에 영향을 주는 상황

2. 발달적 요인

① 미숙아는 폐의 계면활성제 합성능력이 결여되어 저산소증을 초래한다.
② 영아는 흉부가 작고 기도가 짧다.
③ 학령전기 및 학령기는 호흡기질환에 높은 이환율을 보인다.
④ 청소년과 성인은 심폐질환의 높은 이환율을 보인다.
⑤ 노인의 경우에는 폐의 환기가 불량하여 저산소증을 초래한다.

3. 생활 양식

① 영양상태 : 비만의 경우 폐확장이 감소되고, 영양불량의 경우 기침능력이 저하되고 폐에 분비물이 축적된다.
② 운동습관 : 신체의 신진대사 증가로 호흡률이 증가된다.
③ 흡연 : 니코틴은 말초혈관과 관상동맥혈과의 수축으로 호흡률을 증가시키면서 저산소증을 가져오고 COPD와 폐암의 유발원인이 된다.
④ 약물남용 : 알코올, 약물중독자는 불충분한 영양섭취로 혈색소의 생성이 감소되고, 마약성 약물(Demerol, morphine)은 호흡중추를 억제한다.(↔ cocain은 호흡수 증가)

4. 환경적 요인

도시환경, 높은 고도, 작업 환경에 따라 산소화 요구의 차이를 보임

🫁 UNIT 05   산소화 진단적 검사

1. 전혈구 검사 및 백혈구 감별(Complete Blood Count : CBC & WBC DIFF Count)검사

2. 동맥혈 가스 분석(ABGA)

(1) 동맥혈 가스 분석은 동맥혈 내 산소포화도 및 산·염기 균형을 평가하는 임상 검사이다.

(2) 간호중재

① 동맥 천자 수행 전에 Allen test 시행

　㉠ 요골동맥과 척골동맥을 동시에 누른다.

　㉡ 손바닥이 창백해지도록 하고 요골동맥은 압박한 채로 척골동맥의 압박을 제거한다.

② ABGA 표본을 채취한 후, 마개로 반드시 막아야 함(대기에 노출되어 화학적 변화가 발생되는 것을 막기 위함)

③ 표본을 즉시 검사실로 보내거나, 보관 시 냉동실에 넣어 둠

④ 동맥천자한 곳을 5~10분간 손으로 누른 후 압박 드레싱을 시행함

3. 맥박 산소포화도 측정(Pulse Oximetry)

① 혈액 내 산소포화도를 확인하기 위한 주기적·지속적인 비침습적, 경피적 측정기이다.

② 산소측정기는 감지기와 마이크로프로세서로 구성된다.

③ 적용부위는 귓불, 손가락, 발가락, 코이며 대상자에 맞게 감지기(sensor)와 측정 위치를 선택한다.

④ 정상범위 : SpO_2 95~100%

⑤ 적외선을 방출하여 헤모글로빈에 의해 흡수된 빛의 양을 반대편 감지기에서 감지하여 산소포화도를 측정한다.

⑥ 압박으로 인한 조직 저산소증이나 세포괴사를 이끄는 혈관계 장애와 피부박리 예방 위해 2시간마다 적용부위를 바꿔준다.

⑦ 맥박 산소포화도는 혈중 이산화탄소의 수치를 반영하지 못한다.

> **맥박 ★★★★**
>
> 1) 맥박의 생리기전
>
> ① 맥박은 말초동맥에서 혈류의 박동을 촉진하는 것으로 1분동안 감지되는 횟수가 심박수이다.
>
> ② 교감신경 : 심박수와 심근수축력 증가를 유도하여 심박출량을 증가시킴
>
> ③ 부교감신경 : 심박수와 심근수축력 감소로 이어져 심박출량을 감소시킴

2) 맥박수 ★★

① 정상범위 : 1~12개월 → 평균 140회 / 사춘기 ~ 성인 → 평균 80회

② 빈맥 : 100회/분 이상의 빠른 맥박

③ 서맥 : 60회/분 이하의 느린 맥박

3) 맥박결손 ★

① 심첨맥박과 요골맥박수의 차이가 존재하는 경우

② 두 명의 간호사가 각각 요골맥박과 심첨맥박을 동시에 측정함

4) 맥박의 측정부위와 방법 ★

① 요골동맥 : 손의 순환정도로 쉽게 촉진 가능하여 가장 많이 사용

② 경동맥 : 쇼크나 두뇌로의 혈액순환을 평가할 때 사용하거나 유아 및 심장 정지시에 사용

③ 대퇴동맥 : 다리의 순환을 확인하기 위해 사용하거나 심정지 대상자 및 유아와 어린이에게 사용

④ 심첨맥박 : 유아와 3세까지의 어린이에게 사용하거나 특정 약물을 투입할 때 사용

5) 맥박에 영향을 미치는 요인

① 빈맥(성인 100회 이상/1분) : 연령, 통증, 공포, 운동, 열상승, 혈액손실에 의한 혈압하강, epinephrine, atropine과 같은 약물 사용 시

② 서맥 : 남성이 여성보다 느림, 연령증가 시 맥박 느려짐, glycosuides, diigitalis 등의 약물 사용 시

4. 객담검사(Sputum specimens)

① 폐의 병리적인 상태를 평가하기 위해 실시한다.

② 배양 및 민감도 검사(Culture & Sensitivity, C&S)를 통한 폐렴의 원인균을 확인한다.

③ 항산성 박테리아 검사(Acid-Fast Bacilli, AFB)는 결핵이 의심될 때 시행한다.

④ 세포학적 검사(Cytology)는 폐암의 진단을 위해 시행한다.

⑤ 검체(Specimen)는 아침에 일어나서 밥을 먹거나 물을 마시기 전에 수집한다.

→ 밤 사이 폐에 고여 있던 가래를 아침에 받을 수 있기 때문이다.

⑥ 구강인두에 있는 세균에 의해 검체가 오염되는 것을 방지하기 위해 가래를 뱉기 전 입을 물로 씻어 내도록 교육한다.(단, 치약 사용은 금지)

5. 폐 기능 검사(Pulmonary Function Test : PFT)

① 폐 활량계를 이용하여 폐 용량, 폐 용적, 유량 등을 측정하여 폐 상태와 효율성을 평가하는 검사이다.

② 예측되는 값의 50% 이하이면 폐기능이 나쁜 것으로 평가한다.

③ 폐기능 검사 실시 전에 기관지 확장제나 흡연은 피하도록 교육한다.

6. 기관지경 검사(Bronchoscopy)

① 후두, 기관, 기관지를 직접 눈으로 볼 수 있는 내시경 검사이다.
② 대상자는 검사 전날 밤 자정부터 금식하도록 한다.
③ 시술 1시간 전에 진정제를 투여한 후 분무요법으로 국소마취 한다.
④ 검사후 구개반사(gagle reflex)가 돌아 올 때까지 마시거나 먹는 것을 금한다.
⑤ 기관지경을 체내로 삽입하여 기관, 기관지를 직접 확인할 수 있는 검사로 병소의 관찰이나 조직 생검, 배액증진, 이물질 제거 등의 목적으로 시행한다.

UNIT 06 산소화 증진을 위한 체위

1. 파울러씨 체위(Fowler's position) 또는 반좌위(Semi-Fowler's position)
침상 안정 대상자의 흉곽 팽창을 최대화할 수 있는 자세이다.

2. 기좌호흡 체위
① 침상 또는 테이블이나 의자 등받이에 등을 기대고, 베개로 팔을 지지하거나 의자에 팔을 놓아두는 자세이다.
② 기좌호흡 체위는 복부장기가 횡격막을 덜 압박하게 하고 흉부의 아래 면을 눌러 호기를 도와준다.

UNIT 07 호흡운동과 기침 ★★

1. 심호흡
① 최대 환기를 위해 늑골의 기저면이 충분히 움직이도록 깊게 호흡하면서 상부흉벽의 쭈그러짐을 최소화하여 폐조직의 재확장을 돕는다.
② 공기의 최대량을 들이마심으로써 폐포에 더 많은 양이 채워져 가스 교환을 증가시킨다.
③ 간호중재 : 흉곽과 복부가 팽창될 때까지 많은 공기를 들이마시게 한 후, 잠시 숨을 멈춘 후(3~5초) 천천히 내뱉도록 교육한다.

2. 입술 오므리기(Pulsed-lip) 호흡 ★★

① 입술을 오므리고 하는 호흡으로 호기를 연장하기 위해 근육훈련을 하는 것이다.
② 호기를 의식적으로 길게 하는 호흡법이다.
③ 폐로부터 공기의 흐름에 대한 저항을 만듦으로써 기관지내 압력을 증가시키고 세기관지의 허탈을 막을 수 있고 평상 시 이산화탄소의 양보다 더 많은 양을 제거한다.
④ 호기가 흡기보다 2~3배 길어지며, 과탄산혈증을 특징으로 하는 COPD환자에게 유용하다.
⑤ 흡기 동안 기도압과 기도저항을 감소하고, 호기 동안 기관지 내 압력을 높여 좁아진 기도의 허탈을 최소화한다.

3. 횡격막 호흡(복식호흡)

① 가슴 위 근육보다 횡격막의 사용을 증진시키는 호흡이다.
② 코를 통해 천천히 흡기하고 횡격막이 내려감에 따라 가능한 복부를 멀리 밀어낸다.
③ 호흡횟수는 감소시키고 일호흡 용적은 증가시키며, 기능적 잔류용적은 줄인다.
④ 호흡방법
   ㉠ 한 손은 배 위에 한 손은 가슴 위에 각각 놓음
   ㉡ 가슴보다 배가 더 상승되도록 코를 통해 천천히 깊게 숨을 들이쉼
   ㉢ 입술을 오므린 채 복부 근육을 수축시켜 숨을 내쉼
   ㉣ 숨을 내쉴 동안 배 위의 손으로 안쪽과 위쪽으로 누름

4. 집중 폐활량계, 강화 폐활량계(incentive spirometer) ★

① 흡입량을 보여줌으로써 자발적 심호흡을 격려하는 장치이다.
② 들이마신 공기의 양을 보여주기 위해 가벼운 공이 상승한다.
③ 최대 환기 촉진하여 심호흡 격려하며 무기폐 예방, 수술 후 대상자에게 유용하다.

5. 기침 ★

(1) 기침은 기도의 분비물 배출과 이물질의 흡인을 방지하기 위한 정상적인 방어기전이다.

(2) 효과적인 기침 방법

① 앉은 자세에서 머리와 상체를 앞으로 약간 구부린다.
② 가능한 한 발을 바닥에 닿게 한다.
③ 베개를 복부에 대고 무릎을 구부리고 어깨를 편안하게 한다.
④ 천천히 코로 흡기하면서 몸을 일으킨다.
⑤ 입술 오므리기 호흡으로 호기하면서 머리를 앞쪽으로 숙인다.
⑥ 이상과 같은 호기와 흡기를 4회 반복하여 객담을 이동시킨다.
⑦ 횡격막 호흡으로 최대 흡기한 상태에서 몸을 앞으로 숙이고 호기하면서 3~4회 강하게 기침한다. 이 때 복부를 베개로 지지한다.

(3) 기침의 촉진

자발적 기침 촉진	• 이른 아침과 식사 전, 취침시간이 효과적 • 수의적인 기침을 할 수 없는 대상자에게 기관 부위를 인위적으로 자극 또는 호기를 연장
비자발적 기침 촉진	• 호흡기도의 감염과 자극이 있을 때 동반됨 • 호흡과 기침의 특성을 관찰하고 약물을 이용하여 기침을 조절함

UNIT 08　흡인요법(Suction) ★★★

1. 흡인의 목적
① 기도를 폐쇄하는 분비물을 제거하여, 기도개방을 유지
② 호흡기능 증진하여 환기를 도모함
③ 진단적 목적으로 분비물을 채취함
④ 분비물 축적으로 인한 감염의 방지

2. 흡인의 원칙
① 기도를 청결히 유지하여 감염이나 무기폐를 예방한다.
② 8시간 마다 suction catheter 및 용액을 교체한다.
③ 적절한 압력으로 흡인하도록 한다.
　㉠ 아동 : 60~80mmHg
　㉡ 성인 : 80~120mmHg
④ 카테터 삽입 길이를 10~12.5cm 정도로 적절하게 유지한다.

3. 흡인의 올바른 절차
① 카테터의 삽입 길이 : 구강인두의 위치(대상자의 코에서 귓불까지이며 약 13cm)
　카테터의 굵기 : 흡인경로 지름의 1/2
② 총 흡인시간이 5분을 초과하지 않도록 함
③ 흡인의 빈도는 대상자의 사정에 의해 분비물이 확인되면 시행함
④ 구강 인두 및 기관은 흡인 시 무균법을 수행하여 미생물의 침입을 차단함
⑤ 기관지 점막의 손상을 피하기 위해 카테터를 삽입하는 동안에는 흡인하지 않음
⑥ 흡인하는 동안은 산소가 폐까지 도착할 수 없으므로 카테터의 삽입에서 제거까지 10~15초 이상 걸리면 안 됨(저산소증의 위험)
⑦ 필요 이상의 잦은 흡인은 오히려 기침반사를 억제함
⑧ 흡인 전후로 100% 산소를 공급함

UNIT 09 흉부 물리요법 ★★★★

1. 흉부 물리요법의 목적

중력 또는 기계적인 힘을 이용하여 폐 분비물을 묽게 한 후 기도 내로 이동시키기 위함이다.

(1) 타진법(percussion) ★★★

① 기계적으로 기관지 벽으로부터 끈끈한 분비물을 이동시키기 위함
② 손으로 컵 모양을 하여 흉벽을 두드림(맨살이 아닌 가운이나 환자복을 입은 상태로 실시)
③ 컵 모양의 손안의 공기는 흉벽을 통해 진동을 분비물까지 전달
④ 한 부위에 여러 번 시행하고 30~60초 동안 실시한다(점도가 높은 분비물은 3~5분).
⑤ 금기 : 유방 흉골, 척추 및 신장 부위는 조직 손상 위험으로 인해 두드리지 않음
　　例 출혈성 장애, 골다공증, 늑골골절

(2) 진동법(vibration) ★★★★

① 타진 후에 시행하며, 대상자의 흉벽에 손을 펴서 강한 떨림을 제공한다. 호흡성 분비물을 묽게 하여 분비물이 쉽게 배출될 수 있다.
② 금기 : 영아나 소아에게는 실시하지 않음
　　例 늑골연, 척추, 흉골, 유방, 신장에는 적용하지 않음
③ 대상자가 깊게 흡기 후 천천히 호기하는 동안 200회/분의 속도로 진동(흡기하는 동안은 진동을 멈춘다)
④ 진동이 끝난 후 대상자에게 기침하여 분비물을 뱉어내도록 함
⑤ 진동 전 약물 투여 및 가습을 통해서 분비물을 액화시킴

(3) 체위 배액(postural drainage) ★

① 중력에 의해 여러 폐 분절에 있는 분비물을 밖으로 배출시키는 것
② 주로 폐 하엽의 배액에 흔히 이용하며, 체위배액 이전에 기관지 확장제나 분무치료를 하여 분비물을 묽게 하면 배액이 용이해짐.
③ 체위배액 순서 : 적절한 체위 → 타진 → 진동 → 기침 혹은 흡인에 의한 분비물 제거
④ 적절한 시간 : 아침 식전, 점심 식전, 오후 늦게, 잠자기 전 15분간 지속(식후에 하면 피로와 구토 유발)
⑤ 체위배액 도중 빈맥, 심계항진, 호흡곤란, 흉통, 어지러움, 허약감, 객혈, 저혈압, 기관지 경련 등 발생시 즉시 중단함.

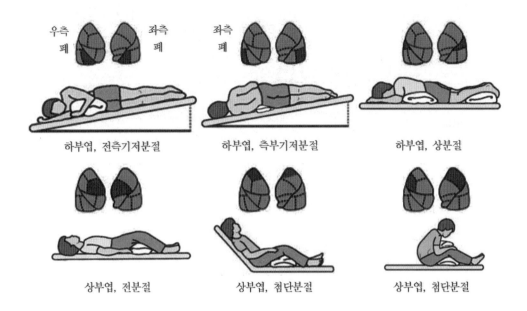

하부엽, 전측기저분절   하부엽, 측부기저분절   하부엽, 상분절

상부엽, 전분절   상부엽, 첨단분절   상부엽, 첨단분절

🫁 UNIT 10   산소화 증진을 위한 중재

1. 수분 섭취량의 증가
① 경구 또는 비경구로 하루 1,500~2,000ml 이상 수분을 제공하여 호흡기 분비물이 묽게 유지되도록 함
② 열이 있는 대상자, 입으로 호흡하는 대상자, 기침을 하거나 다른 방법으로 과도하게 신체의 수분을 상실하고 있는 대상자들은 수분섭취량에 특별한 관심을 기울여야 함

2. 습화된 공기의 제공
① 인공적 기구로 흡입가스의 습도를 높임
② 진하고 끈적끈적한 분비물을 묽게 하여 효과적인 기침을 통해 배출되기 쉽도록 함
③ 건조한 공기 흡입 : 호흡기도의 정상수분이 제거되어 자극, 감염으로부터 방어기능이 손상됨
④ 가습기를 적절하게 청소하지 않는다면 병원균의 성장을 위한 매개물이 될 수 있으므로 철저한 청소가 필요함

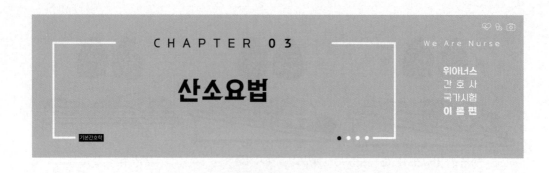

CHAPTER 03

We Are Nurse

위아너스
간 호 사
국가시험
이 론 편

산소요법

기본간호학

UNIT 01 산소공급 장치

1. 비강 캐뉼라(nasal cannula) ★★

① 단순하고 쉽게 적용할 수 있어 가장 흔하게 사용되며 말하거나 먹는데 방해되지 않음

② 비교적 낮은 산소농도 투여 시 사용(22~44%), 2~6L/분의 속도로 공급함

③ 분당 6L 이상에서는 건조한 공기가 주입되어 비강과 인두점막을 자극하거나 건조함이 유발됨

2. 비강 카테터(nasal catheter)

① 코를 통해 비인두 뒤로 삽입하여 산소를 전달함

② 8시간마다 교체하며 다른 비공을 사용함

③ 마스크로 얼굴 덮으면 밀실공포증을 경험하는 대상자에게 유용함

④ 비인두 자극하여 불편감을 초래하고 후두궤양 및 복부팽만을 유발함

3. 산소 마스크(mask) ★★★

(1) 단순 마스크

① 가장 많이 사용하며 분당 산소유량을 5~8L/분 속도로 흡입산소 농도 약 40~60% 공급

② 분당 5L 이상으로 산소를 공급하지 않으면 호기 시 마스크 내에 이산화탄소가 축적되어 재호흡을 하게 됨

③ 높은 농도의 산소제공 및 습도제공을 할 수 있으나 얼굴피부가 건조해질 수 있음

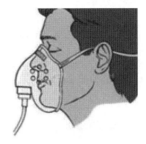

[단순 마스크]

(2) 부분 재호흡 마스크(저장 주머니 포함)

① 분당 산소유량을 6~10L/분 속도로 흡입산소 농도 약 60~90%를 공급
② 내뱉은 일부 호기 공기가 저장주머니 속으로 유입되어 다음 흡기 시 1/3이 산소와 혼합됨
③ 산소공급의 일시적 중단 시 마스크를 열고 방 안의 공기 흡입이 가능함
④ 저장주머니가 완전히 수축되지 않도록 주의해야 함

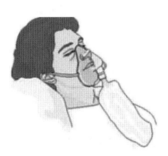

[부분 재호흡 마스크]

(3) 비재호흡 마스크(두 개의 일방향 판막이 존재) ★★

① 분당 산소유량을 5~15L/분 속도로 흡입산소 농도 60~100%를 공급
② 호기된 공기가 저장주머니로 유입되지 않음
③ 자발적으로 호흡을 하는 대상자에게 가장 높은 산소를 제공할 수 있고, 다른 가스 투여 시에도 사용가능 함

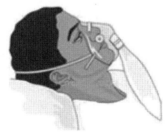

[비재호흡 마스크]

(4) 벤츄리 마스크 ★★

① 대상자의 호흡양상에 관계없이 처방된 산소농도에 따라 산소를 가장 정확한 농도로 투여할 수 있음

② 만성 폐쇄성 호흡기질환자에게 주로 이용(COPD)

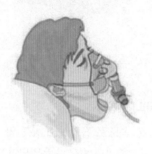

[벤츄리 마스크]

(5) 산소 텐트(O₂ tent)

① 온도조절장치를 이용하여 대상자가 가장 편안하다고 느끼는 온도를 유지하고 신선하고 습한 산소를 제공함

② 투명 플라스틱으로 만들어진 모터 운전장치가 부착된 텐트

③ 가습화된 공기의 흐름이 필요한 기관지염을 앓고 있는 활동적인 유아에게 유용함

④ 정확한 산소농도의 유지 및 조절이 어려우며, 정서적 고립감, 절망감, 공포감을 줄 수 있음

(6) CPAP 마스크(지속적 기도 양압 마스크)

① 호흡기도 안에 양압을 유지하도록 하는 장치

② 호기 동안에 폐포가 수축하지 않도록 유지함

③ 수면 시 무호흡을 경험하는 대상자에게 유용함

4. 인공기도관 ★★

혀를 고정하고 분비물의 흡인을 통해 폐쇄되거나 폐쇄될 위험이 있는 기도의 개방성을 유지

(1) 인두관(pharyngeal tube)

자발적으로 호흡하는 대상자에게 기도내 청결, 분비물 흡인을 위해 사용

① 구강 인두관

㉠ 앙와위에서 목을 과신전시키거나 어깨 밑에 베개를 대고 삽입

㉡ 전신 마취 시 또는 무의식 환자의 인두 흡인 시 사용

㉢ 의식 있는 대상자는 삽관이 구토반사 자극하므로 잘 삽입하지 않음

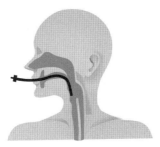

[구강 인두관]

② 비강 인두관

　　㉠ 구강 인두관을 사용하지 못할 때

　　㉡ 비강인두나 비강기관 흡인 시 코나 인두의 점막을 보호하기 위해 사용

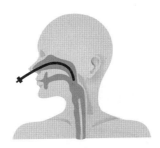

[비강 인두관]

(2) 기관 내 삽관(Endotracheal tube)

　① 환자의 기도가 효과적으로 유지되지 못하는 경우에 사용

　② 전신마취 시, 기계의 흡인이 필요한 응급상황에서 흔히 사용

　③ 과도한 점막 건조와 손상 방지를 위해 가습이나 분무치료 제공

　④ 인공호흡기로 산소를 공급하고 분비물을 흡인하며, 상부기도폐쇄 시 공기통로로 사용함

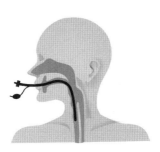

[기관 내 삽관]

(3) 기관절개관(Tracheostomy)★

① 목적
  ㉠ 위급한 상부기도 폐색 시
  ㉡ 장기간 기계적 호흡이 요구될 때
  ㉢ 기관 내 삽관의 삽입기간이 길어질 때
  ㉣ 무의식 환자의 분비물 흡입방지를 위해

② 기관 절개관 간호
  ㉠ 내관 삽입 부위 : 2번째에서 4번째 기관 환(tracheal ring)을 거쳐 외과적 절개 후 삽입
  ㉡ 기관절개관의 커프는 기관절개관과 공기 누출을 막음
  ㉢ 기도의 괴사 위험을 줄이기 위해 커프를 2~3시간 간격으로 이완(커프의 압력 15~20mmHg 또는 20~25mmHg 유지)
  ㉣ 청색증이나 호흡곤란 있는지 자주 관찰해야 함

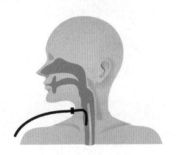

[기관절개관]

🫁 UNIT 02 　　산소의 위험요소

1. 화재의 잠재성

가능하면 산소 투여 시 불꽃이 일어나게 하거나 전기 아래 놓여지는 것 피함

2. 산소 독성

① 50% 이상의 산소를 48~72시간 이상 투여 시 폐 손상 발생
② 고농도의 산소 투여는 계면활성제의 감소를 유발함
③ 산소 독성 발생 시 비가역적 손상 초래함
④ 최단기간에 저농도의 FiO_2로 투여해야 함

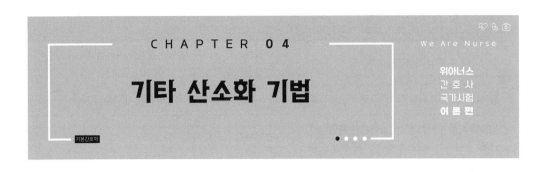

CHAPTER 04

기타 산소화 기법

We Are Nurse

위아너스
간 호 사
국가시험
이 론 편

기본간호학

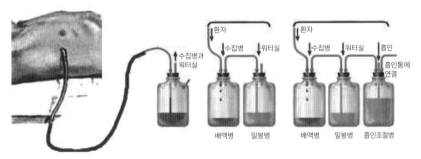

UNIT 01　밀봉흉곽튜브 배액

1. 목적

흉강으로부터 공기와 혈액을 배액하여 흉강 내 음압을 유지하고 폐의 재팽창을 유도하기 위함

[밀봉흉곽튜브배액]

2. 흉곽 배액병의 구성

① 배액병 : 흉곽의 혈액 및 공기 수집병(collection chamber)
② 밀봉병 : 공기, 액체가 환자의 폐로 들어가지 않도록 밸브 역할(water seal chamber)
③ 흡인 조절병 : 혈액과 공기의 배출이 빨리 되도록 흡인 조절 목적으로 사용(suction control chamber)

간호	근거
침상가에 두 벌의 지혈겸자 비치	튜브에서 공기가 새는지 점검하거나 배액체계 교환시 흉관을 묶기 위함
밀봉배액의 물이 적절한 수준으로 차있는지 확인	대기가 늑막강으로 유입되지 않게 밀봉 유지함
밀봉병의 물이 위아래로 이동하는지 확인 (호흡과 더불어 밀봉된 증류수 오르내림)	튜브가 막히지 않았음을 의미
밀봉병에 지속적인 공기방울의 존재 관찰	튜브나 연결부위의 공기누출 의미
튜브의 개방성 유지	분비물의 배액 촉진
흉관 분리 시에는 재부착될 때까지 무균의 증류수에 담금	일시적인 밀봉으로 대기가 유입되어 폐가 허탈되는 것을 방지함
매번 새로 고인 분비물의 양을 표시함	상실된 체액의 양을 알 수 있음

🔬 UNIT 02 분무 요법(Nebulizer)

1. 목적
① 대상자에게 약물, 습도를 줄 때 사용하며, 폐 분비물의 배출을 증진시킴
② 호흡기계에 직접 약물을 투여 함

2. 방법
① 좌위를 취하고 입을 통해 천천히 호흡하며 투약 후 2~3초간 숨을 참음
② 흡입이 끝난 후 기침을 유도하며, 필요시 체위배액, 흉부 물리 요법을 시행

3. 투여 약물
기관지 확장제, 점액 용해제, 거담제, steroid 등

4. 사용이 용이하다는 장점이 있고, 세균 번식이 용이하다는 단점이 있다.

🫁 UNIT 03   3. 가습 요법(Humidifier)

1. 목적
전막자극이나 건조를 막고 분비물이 쉽게 배출될 수 있도록 분비물을 묽게 해주기 위하여 적용함

2. 종류
① 실내용 가습기
② 분무가습기 : 체온과 같은 온도로 100% 습도를 제공, 인공호흡기의 경우에는 수분이 있는 산소제공 시 사용
③ Oxygen humidifier : 가습화된 산소를 제공하기 위하여 산소기구와 함께 사용하며 20~40% 습도를 제공함

3. 주의사항
습기로 인해 병원균이 성장 할 수 있으므로 철저한 청소가 필요함

단원별 문제

01 기흉환자의 폐환기증진을 위해 강화폐활량계(incentive spriometry) 사용법에 관해 교육하였다. 교육이 효과적이었음을 확인할 수 있는 환자의 반응은?

① 하루에 1번 이상은 사용하지 않는다.
② 흡식하여 공이 떠오르면 즉시 호기를 한다.
③ 똑바로 누운 자세로 강화 폐활량계를 사용한다.
④ 최대 흡식 후 눈금에 표시된 성취 여부를 확인한다.
⑤ 호기 후 입마개(mouthpiece)를 입에 물고 코와 입으로 숨을 들이 마신다.

> **해설** 1. 강화폐활량계 사용은 가능한 똑바로 앉은 자세에서 실시한다.
> 2. 매시간 10회 정도씩 호흡운동을 하도록 격려한다.
> 3. 대상자에게 정상적으로 호기하도록 한 후, 입술로 입마개 주변을 단단히 잡도록 한다.
> 4. 코를 통해 숨을 쉬지 않도록 지도한 후 천천히 가능한 깊이 숨을 들이마시도록 한다.
> 5. 공이 떠오른 이후 호흡을 멈춘 상태에서 셋까지 숫자를 세도록 한다.
> 6. 환자에게 눈금에 표시된 성취 정도를 확인하도록 한다.

02 다음의 산소요법 중 가장 높은 산소 농도를 제공할 수 있는 것은 무엇인가?

① 단순마스크   ② 벤츄리마스크
③ 부분재호흡마스크   ④ 비재호흡마스크
⑤ 비강캐뉼라

> **해설** [비재호흡 마스크]
> 1. 분당 산소유량을 5~15L/분 속도로 흡입산소 농도 60~100%를 공급
> 2. 호기된 공기가 저장주머니로 유입되지 않음

03 다음 중 산소 텐트를 적용중인 5개월 크룹 환아의 체온을 측정하기에 가장 적합한 부위는?

① 액와   ② 직장
③ 고막   ④ 이마
⑤ 구강

해설 체온측정 부위 선정 시 고막 부위는 심부체온을 반영하므로 고막으로 측정하는 것이 가장 적합하다.

04 생후 8시간 된 신생아가 많은 양의 점액으로 청색증이 점점 심해질 때 가장 먼저 해야 할 간호는?

① 의사에게 즉시 보고한다.
② 산소와 습도를 공급하고 간호일지에 기록한다.
③ 인공기도를 삽입한다.
④ 신생아를 거꾸로 들고 발바닥을 때린다.
⑤ 점액을 흡인기로 제거한다.

해설 청색증 시 수행해야 할 간호는 점액을 흡인기로 우선 제거하여 산소교환을 원활히 해주는 것이다.

05 일회용이고 경제적이며 음식을 먹거나 이야기하는데 지장이 없는 장점을 가진 산소공급장치는 무엇인가?

① 단순 마스크   ② 부분 재호흡 마스크
③ 비강 카데터   ④ 비강 캐뉼라
⑤ 기관절개관

해설 비강 캐뉼라는 단순하고 쉽게 적용할 수 있어 가장 빈번하게 사용된다. 비교적 낮은 산소농도와 속도로 공급되며 분당 6L 이상에서는 건조한 공기가 주입되어 비강과 인두점막을 자극하게 된다.

06 다음 중 호흡을 측정하는 방법으로 옳은 것은?

① 대상자에게 호흡측정에 대해 설명한 후 시작한다.
② 호흡 양상이 규칙적이면 15초 동안 측정한 후 4를 곱하고 불규칙적이면 30초간 측정한다.
③ 요골맥박을 측정한 후 손을 떼고 호흡을 측정한다.
④ 흡기와 호기를 합하여 1회 호흡으로 계산한다.
⑤ 정상은 호흡수가 12~20회/분으로 어깨, 턱의 부속근, 늑골의 수축을 보인다.

> **해설** [호흡 측정 시 주의 사항]
> 1. 호흡의 사정은 관찰을 통한 시진과 흉곽의 움직임을 촉진하는 것이다.
> 2. 대상자가 의식적으로 변화시킬 수 있기 때문에 사정하는 것을 대상자가 모르게 해야 한다.
>   (맥박을 측정하는 것처럼 하고 호흡을 먼저 측정하고 맥박을 측정)
> 3. 호흡 양상이 규칙적이면 30초 동안 측정하여 2를 곱하고, 불규칙적이면 1분간 측정한다.

07 25세 여자환자의 폐를 타진하였는데 과공명음이 들린다. 이러한 경우 대상자에게 가장 의심되는 문제는 다음 중 무엇인가?

① 기흉   ② 기관지염
③ 폐수종   ④ 폐암
⑤ 혈흉

> **해설** 과공명음은 낮은 음조로 매우 크게 울리는 음이며 폐기종, 기흉 시에 타진된다.

08 다음의 기관절개관에 관한 간호 중 옳은 내용은 무엇인가?

① 기도의 괴사 위험을 줄이기 위해 커프의 공기를 주기적으로 빼줄 필요가 있다.
② 커프의 압력은 45~50mmHg가 적당하다.
③ 기관절개관의 내관 소독은 과산화수소용액을 사용하면 안 된다.
④ 내관 세척 시 멸균장갑을 착용하지 않아도 된다.
⑤ 기관절개후 첫 24시간 동안은 커프를 팽창시켜 놓아야 한다.

해설 [기관 절개관(Tracheostomy) 간호]

목적	기관 절개관 간호
• 위급한 상부기도 폐색 시 • 장기간 기계적 호흡이 요구될 때 • 기관 내 삽관의 삽입기간이 길어질 때 • 무의식 환자의 분비물 흡입방지를 위해	• 내관 삽입 부위 : 2번째에서 4번째 기관 환(tracheal ring)을 거쳐 외과적 절개 후 삽입 • 기관절개관의 커프는 기관절개관과 공기 누출을 막음 • 기도의 괴사 위험을 줄이기 위해 커프를 2~3시간 간격으로 이완(커프의 압력 15~20mmHg 또는 20~25mmHg 유지) • 청색증, 호흡곤란 있는지 자주 관찰

09 60세 남자환자에게 흡인간호를 시행하고자 한다. 대상자에게 수행할 흡인간호에 관한 설명으로 옳은 것은?

① 기관흡인 시 한번에 30초 이상 지속하지 않으면 안전하다.
② 흡인카테터는 인공기도 내부직경의 1/2보다 큰 것을 사용하지 않는다.
③ 잦은 흡인은 분비물을 감소시킨다.
④ 구강은 코보다 구개반사가 적게 나타나므로 자주 사용된다.
⑤ 흡인 전에 저산소화되어야 한다.

해설 [흡인간호]
① 석션팁을 삽입해서 제거 할 때까지 15초 이상 걸려서는 안 된다.
③ 흡인행위는 점막을 자극하기 때문에 너무 잦은 흡인은 오히려 분비물을 증가시킨다.
④ 코는 구개반사가 적게 나타나므로 자주 사용된다.
⑤ 흡인 전에 과산소화상태가 되어야 한다.

10 다음 중 저산소증의 증상 및 징후로 옳은 내용은 무엇인가?

① 과도한 긴장, 졸음　　　　② 느린 맥박
③ 깊고 느린 호흡　　　　　④ 활력증가
⑤ 집중력 증가

해설 [부적절한 산소화의 징후]
활력감소, 안절부절 못함, 빠르고 얕은 호흡, 빠른 심장박동, 기좌호흡, 과도한 긴장, 졸음, 피부와 손톱의 청색증이 나타난다.

11 다음 중 호흡성 산증에 대한 설명으로 옳은 것은?

① 과도한 기계 환기
② CO_2 부족
③ pH : 7.45 이상, $PaCO_2$: 35mmHg 이하, HCO_3 정상
④ 연수에 있는 호흡 중추의 손상
⑤ 갑상샘 기능항진증

해설 호흡성 산증은 연수에 있는 호흡중추의 손상 및 약물에 의한 호흡중추의 억제와 기도폐쇄, 호흡근의 약화, 폐포 환기면적의 감소 등으로 인하여 발생한다.
①②③⑤는 호흡성 알칼리증의 원인이다.

12 다음의 경우에 적용할 수 있는 산소 공급체계는 무엇인가?

48세 여자환자가 만성 심부전증으로 내과병동에 입원중이다. 환자는 현재 일반식이를 섭취하고 있고, 약간의 호흡곤란을 호소하여 의사는 이 환자에게 분당 4L의 속도로 산소를 공급할 것을 처방하였다.

① 안면 텐트
② 단순 마스크
③ 비강 캐뉼라
④ 벤츄리 마스크
⑤ 비재호흡 마스크

해설 음식 섭취 및 대화가 가능하면서 저농도의 산소를 공급할 수 있는 산소공급 체계는 비강 캐뉼라이다.

13 다음의 설명 중 외호흡에 관한 설명으로 맞는 것은?

① 폐와 외부 환경 사이의 공기 이동을 의미한다.
② 헤모글로빈과 세포 사이의 산소이동을 의미한다.
③ 폐 안, 밖으로의 공기 움직임을 말한다.
④ 산소 분압이 높은 곳에서 낮은 곳으로 산소가 이동하는 것을 의미한다.
⑤ 이산화탄소 분압이 높은 곳에서 낮은 곳으로 이산화탄소가 이동하는 것을 의미한다.

해설 ② 헤모글로빈과 세포 사이의 산소이동을 의미한다는 내호흡
③ 폐 안, 밖으로의 공기 움직임을 말한다는 환기
④와 ⑤는 확산의 원리를 설명하고 있다.

14 복부수술 후 심호흡을 돕는 방법은?

① 수술 부위에 복대를 절대 대지 않는다.
② 호흡 시 입을 크게 열고 흡기를 길게 한다.
③ 입으로는 흡기를 하고 코로는 호기를 한다.
④ 수술 후 강화 폐활량계(incentive spirometer) 사용을 교육한다.
⑤ 많은 공기를 들이마시게 한 후, 잠시 숨을 멈춘 후 천천히 내뱉도록 교육한다.

> **해설** [심호흡 증진 방법]
> ① 복대를 대어주면 수술 상처를 지지하여 호흡을 원활하게 할 수 있다.
> ② 입으로 호기할 때 입을 오므리게 되면 도움이 된다.
> ③ 코로 흡기하고 입으로는 호기한다.
> ④ 강화 폐활량계(incentive spirometer) 흡입량을 보여줌으로써 자발적 심호흡을 격려하므로 수술 전 환자에게 교육하면 수술 후 심호흡에 도움이 된다.

15 만성폐쇄성 폐질환(COPD)을 진단 받은 70대 환자에게 24% 농도의 산소가 처방되었다. 이 환자의 경우와 같이 정확한 양의 산소투여를 위해 가장 적절한 산소공급 체계는 무엇인가?

① 비강 카테터   ② 티 피이스(T-piece)
③ 비재호흡 마스크   ④ 단순 안면 마스크
⑤ 벤츄리 마스크

> **해설** [벤츄리 마스크]
> 1. 대상자의 호흡양상에 관계없이 처방된 산소농도에 따라 산소를 가장 정확한 농도로 투여 가능
> 2. 만성 폐쇄성 호흡기질환자에게 주로 이용(COPD)

16 기관절개 환자의 기도흡인에서 흡인기간을 10~15초 이내로 제한하는 가장 중요한 이유로 맞는 것은?

① 흡인시간이 길어지면 점막손상으로 인한 염증이 생기기 쉬우므로
② 흡인시간이 길어지면 점막 자극으로 점액분비가 감소되므로
③ 흡인시간이 길어지면 저산소증의 위험이 있으므로
④ 흡인시간이 길어지면 환자가 심리적으로 불안하므로
⑤ 흡인시간이 길어지면 점막이 괴사되고, 혈종이 형성되므로

> **해설** 흡인간호 시 흡인시간을 10~15초로 제한하는 이유는 저산소증을 예방하기 위함이다.

17 38세 여성은 5일전 뇌종양으로 수술 받았으며, 1시간마다 흡인을 통해 분비물을 제거하고 있다. 호흡음 청진시 악설음이 들리며, 수술 후 간헐적인 경련 증상이 있어 필요할 때마다 진정제를 투여 중이다. 이러한 경우의 간호진단으로 옳은 것은 무엇인가?

① 혈액순환 감소와 관련된 활동지속성 장애
② 제한된 부동성과 관련된 피부손상
③ 호흡근 위축과 관련된 비효율적 호흡양상
④ 분비물 과다축적과 관련된 가스교환장애
⑤ 침상안정과 관련된 비사용증후군

해설 마취 후에는 기도분비물 분비가 증가하며 부동상태에서는 폐활량이 감소하여 무기폐가 생기고 기도 분비물이 축적된다. 근육을 이완시킬 수 있는 진정제는 호흡근의 긴장도를 감소시켜 분비물을 배출하기 어려워진다.

18 환자가 식사를 하던 도중 갑자기 간호사를 부르면서 "숨이 쉬어지지 않아요. 죽을 것 같아요."라고 호소하였을 때 가장 먼저 해야 할 간호중재로 알맞은 것은?

① 산소를 공급한다.　　　　② 큰 기침을 하게 한다.
③ 침상을 높인다.　　　　　④ 흡인을 시행한다.
⑤ 심호흡을 격려한다.

해설 식사 중에 음식물이 기도로 넘어가는 것처럼 이물질로 인한 질식일 경우에는 우선적으로 큰기침을 해서 이물질을 제거하는 것이 응급처치에 해당한다. 기침으로 제거 되지 않는 경우에 하임리히기법(Heimlich maneuver)을 적용한다.

19 다음 중 타진에 관한 설명으로 가장 올바른 것은?

① 압력을 깊게 준 후 손끝을 떼지 않고 서서히 압력을 감소시킨다.
② 아래에서 위로 타진해가면서 양쪽의 소리를 비교한다.
③ 위와 장에서 나는 소리를 확인하기 위해 시행한다.
④ 유방이나 뼈 돌출 부위는 더욱 강하게 타진한다.
⑤ 컵 모양의 손안의 공기는 흉벽을 통해 진동을 분비물까지 전달한다.

해설 [타진]
① 촉진에 대한 내용이다.
② 위에서 아래로 타진해가면서 양쪽의 소리를 비교해야 한다.
③ 청진에 대한 내용이다.
④ 유방이나 뼈 돌출 부위는 삼가야 한다.

영양

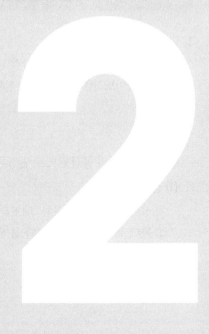

PART

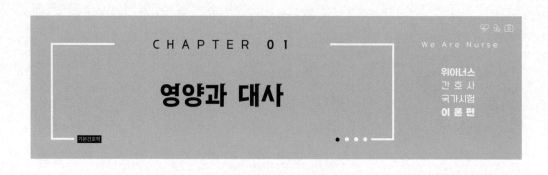

CHAPTER 01

영양과 대사

We Are Nurse

위아너스
간 호 사
국가시험
이 론 편

기본간호학

UNIT 01 필수 영양소와 열량

1. 열량 영양소

단백질(조직의 성장과 재생) 4kcal/g, 탄수화물 4kcal/g, 지방(세포막의 구성성분) 9kcal/g

2. 조절 영양소 : 비타민, 무기질, 물

UNIT 02 필수 영양소

1. 단백질

① 인체조직 생성, 유지, 재생시킴
② 필수 아미노산(9종) : 인간의 신체에서 합성되지 못하므로, 음식을 통해 섭취해야 함

2. 탄수화물

필요한 에너지의 공급원으로 단당류(포도당, 과당, 갈락토오즈), 이당류, 다당류 등이 있다.

(1) 섬유소

① 식이 섬유소는 잡곡류, 해조류, 과일류, 채소류에 많이 포함 되어 있음
② 물에 녹지 않는 불용성과 물에 녹는 수용성으로 나누어짐

(2) 불용성 섬유소

① 채소, 전곡 식품(현미, 보리)
② 대장운동을 촉진시켜 배변이 잘 되도록 해주어 변비를 예방
③ 대변량과 무게를 증가시킴

(3) 수용성 섬유소

① 과일, 해조류, 콩류에 주로 포함
② 장에서 섬유소가 콜레스테롤이 흡수되는 것을 막아 주어 혈액 내 콜레스테롤 수치를 낮추어 줌
③ 식사 후 장에서 당 성분이 흡수되는 것을 막아 주어 혈당 수치를 낮추어 줌
④ 겔 형태가 되어 소화과정을 더디게 하므로 설사를 막아줌

3. 지방

① 에너지원으로 글리세롤과 지방산으로 구성되어 있음
② 지용성 비타민 흡수 돕고(비타민 A, D, E, K) 혈액 내에서 지단백의 형태로 운반
③ 음식에 맛이 나게 하고 위 배출 속도 느리게 하여 포만감 줌

지단백의 종류	기능	혈중 정상 수치
VLDL (Very Low Density Lipoprotein)	세포에 triglycerides을 전달하는 기능을 하며 LDL의 중요한 근원이 됨	잘 보고되지 않음
LDL (Low Density Lipoprotein)	세포와 조직에 콜레스테롤을 전달	< 130mg/dL
HDL (High Density Lipoprotein)	조직에서 콜레스테롤을 이동시켜 최후배설을 위해 간으로 이동시킴	30~85mg/dL

(1) 포화 지방

① 탄소와 탄소 간에 단일 결합만으로 구성된 지방산으로 동물성 식품으로부터 섭취
② 돼지기름이나 버터 등 대부분 고체성 기름으로 존재

(2) 불포화지방

① 탄소와 탄소 간에 하나 이상의 이중 결합을 포함한 지방산으로 식물성 식품으로부터 섭취
② 올리브유나 참기름 등의 액체성 기름으로 존재

4. 무기질

세포에 필수적이지만 칼로리를 만들지 않는 물질로 혈액 응고, 신경 자극 전도와 같은 인체의 많은 화학작용을 조절함

종류	주요 기능	주요 식품원
sodium(Na) : 나트륨	물, 전해질의 균형유지	식용 소금, 가공된 고기
potassium(K) : 칼륨	전해질의 균형유지, 신경근 활동, 효소반응	바나나, 오렌지, 감자
chlorine(Cl) : 염소	체액, 전해물의 균형유지	식용 소금, 가공된 고기
calcium(Ca) : 칼슘	치아, 골의 형성, 신경근 활동, 혈액 응고, 세포벽 투과성	우유, 유제품
phosphorus(P) : 인	완충 작용, 뼈·치아 형성	달걀, 고기, 우유
iodide(I) : 요오드	체내 대사물의 조절, 정상적인 성장 촉진	해산물, 요오드 첨가 소금
iron(Fe) : 철	헤모글로빈의 구성 요소, 세포산화 보조	간장, 달걀 노른자, 고기
magnesium(Mg) : 마그네슘	신경 활동, 효소의 활성화, 뼈·치아 형성	현미, 우유, 고기
zinc(Zn) : 아연	효소, 인슐린의 조성	해산물, 간장

5. 비타민

① 인간의 정상적인 성장과 건강유지 및 신체기능을 위해 필요한 소량의 화학물질
② 수용성 비타민은 체액을 통해 배설되므로, 매일 보충해야 함
③ 지용성 비타민은 몸에 저장이 가능함(A, D, E, K)

종류	성질	결핍 시 증상	기능 및 효능·효과	식품
A 레티놀 (retinol)	지용성	야맹증	성장촉진, 정상시력 유지, 피부 건강	간, 달걀노른자, 버터, 우유
B$_1$ 티아민 (thiamine)	수용성	각기병, 식욕부진, 피로, 권태	신경 조절, 식욕증진, 당질대사에 관여하여 소화액 촉진, 각기병 예방	싱싱한 고기, 달걀노른자, 우유, 곡식, 채소, 과일
B$_2$ 리보플라빈 (riboflavin)	수용성	리보플라빈 결핍증, 구순구각염, 안질, 설염	세포에서 기능하여 플라빈 산소의 기능에 도움, 발육, 점막 보호	
B$_3$ 니코틴산, 니아신(niacin)	수용성	펠라그라, 니코틴산 결핍증후군, 체중감소	당대사 촉진해 에너지 합성	
B$_5$ 판토텐산 (pantothenic acid)	수용성	성장정지, 체중감소	CoA의 생화학적 역할	

B$_6$ 피리독신 (pyridoxine)	수용성	피부병, 저혈소성 빈혈	아미노산의 이용에 도움, 효소 작용을 돕고 신경을 지킴	싱싱한 고기, 달걀노른자, 우유, 곡식, 채소, 과일
B$_7$ 비오틴 (biotin)	수용성	피부염, 성장정지	지방산, 단백질, 핵산 합성, 적혈구, 핵산 합성에 관여, 위장, 입안의 점막 보호, 당의 대사	
B$_9$ 엽산 (folic acid)	수용성	적혈구가 감소되어 빈혈을 일으킴, 설사, 위장염, 설염, 구내염	적혈구, 핵산 합성에 관여, 위장, 입안의 점막 보호	
B$_{12}$ 코발라민 (cobalamine)	수용성	악성빈혈	효소의 조효소로 작용	
C 아스코르브산 (ascorbic acid)	수용성	괴혈병, 피하출혈, 체중감소	인터페론을 유발, 콜라겐을 생성하고 호르몬 합성에 관여, 해독기능 강화	귤, 키위, 감자, 채소
D 칼시페롤 (calciferol)	지용성	구루병, 골연화증, 다공증	뼈, 치아에 칼슘을 들러붙게 함, 혈액 중의 인의 양을 일정하게 함	간, 달걀노른자, 고등어 등 기름기 있는 생선
E 토코페롤 (tocopherol)	지용성	노화성, 불임증	몸의 산화 방지, 혈관 보호, 근육의 기능을 정상화시킴, 생식 기능 강화	우유, 식물성 기름, 쌀겨기름, 푸른 채소
K 필로퀴논 (phylloquinone)	지용성	혈액응고 지연, 신생아 출혈	빠른 혈액응고	간, 달걀, 고기, 시금치, 파슬리, 꽃양배추

6. 영양소와 흡수

① 영양소는 소화되어 대부분 소장에서 흡수됨
② 흡수된 영양소는 혈액에 의해 각 조직으로 운반된 후 이용됨
③ 소장 내 융모 중심의 유미관으로 지용성 영양소, 모세혈관으로는 수용성 영양소가 흡수됨
④ 영양소의 세포 통과 방법은 다음과 같다.
　㉠ 확산법 : 농도 차에 의해 고농도에서 저농도로 이동
　㉡ 능동수송 : 에너지가 필요하면 저농도에서 고농도로 이동

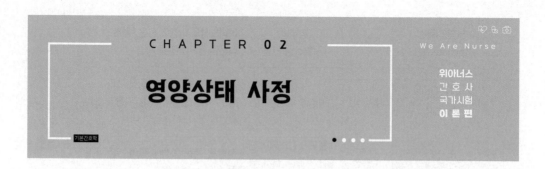

CHAPTER 02

We Are Nurse

위아너스
간 호 사
국가시험
이 론 편

영양상태 사정

기본간호학

🔬 UNIT 01   섭취량과 배설량 측정

1. 섭취량
① 구강으로 섭취된 모든 것
② 비위관, 공장루, feeding tube 등 각종 튜브를 통해 주입된 수분
③ 비경구적인 수분 섭취 및 피하조직이나 복막주입액 포함

2. 배설량
① 체외로 배출되는 모든 것
② 소변, 설사, 구토, 물, 위 흡인액, 흉부 튜브나 배액관 통한 배출액 모두가 포함
③ 방광세척(bladder irrigation) 시 들어가고 나오는 양을 모두 기록

🔬 UNIT 02   신체계측자료

1. 신장 및 체중
① 체중 기록 : 날짜와 시간, 체중측정기 종류, 대상자가 입었던 옷 등을 기록
② 비교를 위해 처음과 동일한 상황을 반복하여 측정(같은 시간, 같은 옷, 같은 체중계 이용)
③ 신장 측정 : 신발과 겉옷을 벗고 측정

2. 체질량 지수 : BMI(Body-Mass Index)

(1) 비만을 판정하는 기준으로 신장과 체중을 이용하여 계산

(2) BMI = weight(kg) / Height(m²)

(3) 결과 평가

① 18.5 미만 : 체중미달

② 18.5~24.9 : 정상

③ 25.0~29.9 : 과체중

④ 30.0 이상 : 비만

3. 중간 상박 둘레 측정(Midarm circumference : MAC)

(1) 골격근의 근육 양을 추정할 수 있는 측정법

(2) 이두박근의 근육량 추정

(3) 측정 방법

① 주로 사용하지 않는 팔을 측정

② 어깨와 팔꿈치 사이의 상박의 중간부위를 찾아서 중간 위치 표시

③ 표시된 부분의 중심을 줄자로 팔을 둘러 측정하여 cm으로 기록

④ 평균 : 남자 25cm, 여자 20cm

4. 피부 두겹 두께 측정(triceps skin fold, TSF) ★

(1) 피부에서 측정할 수 있는 지방의 두께를 측정하여 피하지방의 저장량을 추정

(2) 주로 삼두박근 혹은 견갑골 하 부위의 피부 두께를 측정

(3) 측정 방법

① 중간 상박 둘레 측정 시 이용하던 팔 사용

② 이전에 표시해둔 자리의 피부를 잡아서 당긴 후 캘리퍼스(calipers)로 측정

③ 적어도 2회 이상 측정하여 그 평균값을 계산하여 사용하며 mm로 기록함

5. 중간 상박 근육 둘레(Mid arm muscle circumference, MAMC)

(1) 실제적인 근육량을 의미하며 골격, 근육무게와 지방축적을 함께 알아보는 방법

(2) MAMC = MAC−3.143 × TSF / 10

6. 임상자료

(1) CBC 검사 : Hb, Hct, 림프구수 등

(2) 단백질 상태 : 혈청 Albumin 수치, transferrin 등

(3) 지방 상태 : 콜레스테롤, triglyceride, 지단백 등

(4) 전반적인 외모와 전반적인 활력 정도로 확인

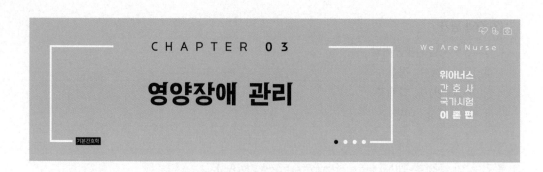

CHAPTER 03

We Are Nurse

위아너스
간 호 사
국가시험
이론편

영양장애 관리

기본간호학

UNIT 01   영양장애의 종류 및 원인

1. 오심(Nausea)

① 구토할 것 같은 느낌으로 위장관의 감각 또는 약물 등이 연수의 구토중추를 자극하여 발생
② 타액분비, 어지러움, 발한, 피부 창백, 빠른 맥박, 두통 등이 함께 나타남
③ 간호중재
    ㉠ 오심을 일으키는 원인 확인
    ㉡ 심호흡과 갑작스런 움직임을 피하고 활동 제한
    ㉢ 위의 팽창은 구토중추의 자극요인이 될 수 있음
    ㉣ 오심이 가라앉을 때까지 일시적으로 음식과 수분 섭취 제한
    ㉤ 음식에 대해 부정적인 말을 삼가 함

2. 구토(Vomiting)

① 구토는 위 내용물이 입을 통해 나오는 것
② 분류
    ㉠ 헛구역질(retching) : 위장이 비어있어 구토물 없이 구토하는 행위만 함
    ㉡ 역류(regurgitation) : 구토하려는 증상 없이 위장 내용물이 인후나 입으로 올라옴(흔히, 영아에게서 나타남)
    ㉢ 투사성 구토(projectile vomiting) : 분출하듯 구토를 일으키는 것(뇌압상승이나 위장관 출혈 시 나타남)
③ 간호
    ㉠ 위가 자극된 상태로 추가적 음식섭취는 구토 지연시키므로 음식섭취를 제한함
    ㉡ 가슴 쪽으로 턱을 기울게 하는 것은 구토물의 폐 흡인을 예방하므로 측위를 취함
    ㉢ 조명, 소음, 환기, 온도를 안락한 수준으로 조정

　② 구토 후에는 가능한 빨리 구강간호를 제공하여 위산으로 인한 치아손상을 예방
　⑩ 구토 후 토물을 받은 용기는 가능한 빨리 대상자 옆에서 치우고 환기시킴(구토물의 모양과 냄새로 구토를 자극할 수 있음)
　⑭ 복부수술을 한 대상자일 경우, 손이나 베개로 복부절개 부분을 지지함(강한 근육 수축은 수술 봉합상처를 벌어지게 하며, 통증을 야기함)
　⑭ 기록 : 구토의 양, 색깔, 전반적 외양, 냄새 등을 기록

3. 신경성 식욕부진(Anorexia nervosa)

① 자기 스스로 단식을 행함으로써 주체성을 확립하는 생리, 정신, 사회적 장애이며 2차적인 내분비장애를 초래함
② 체중감소가 계속 진행되어도 배고픔과 과소체중을 인정하지 않음
③ 체중증가나 비만에 대한 극단적인 두려움으로 끊임없이 체중을 줄이려고 함
④ 무월경, 성적 발육 지연 등을 일으킴
⑤ 대사성과 유전적 소인이 원인이 됨

4. 폭식증(Bulimia)

① 많은 양의 음식을 빠른 속도로 섭취하고 배가 부름에도 불구하고 먹는 것을 멈출 수 없는 증상으로 식사조절력이 상실된 상태
② 내분비 장애, 식도의 염증 및 전해질 불균형을 야기
③ 음식 폭식 후 구토제, 관장 및 하제를 남용함

5. 위장 가스

① 위내 공기는 일차적으로 공기를 삼켜서 생김
② 트림(belching) : 입을 통한 위장 가스의 분출
③ 장내 가스(flatus) : 장에서 생성되어 직장으로 방출되는 가스
④ 간호
　㉠ 대상자가 입을 다물고 음식을 씹도록 권장(식사 중에 웃거나 말하는 것은 공기를 삼키기 쉬우므로)
　㉡ 빨대를 사용하지 않도록 권고(음료를 삼키면서 빨대 안의 공기를 삼킴)
　㉢ 껌 씹는 것과 흡연을 못하도록 권유(껌을 씹으면 침 분비의 증가로 타액과 공기를 같이 삼키게 되며, 흡연도 공기를 삼키게 함)
　㉣ 효모로 발효된 음식과 탄산음료 제한(음식 안에 공기가 함유되어 있음)
　㉤ 스트레스 시 먹는 것을 피함(정서적 스트레스는 위배출 시간 연장)
　㉥ 활동을 통해 위장 가스가 트림으로 배출되도록 보행을 권유함
　㉦ 의사와 상의하여 위장 가스 감소시키는 약물 처방(simethicone은 가스제거 도움)

6. 식욕부진과 간호중재

(1) 음식에 대한 요구가 저하된 상태

(2) 원인

① 심리적 원인(걱정, 두려움, 불안, 우울)
② 생리적 원인(미각의 감퇴, 후각의 감퇴, 위의 자극, 특수 질병, 약물 등)

(3) 식욕부진 환자의 간호중재 ★

① 대상자가 좋아하는 음식을 마련함(질환에 따른 제한 식이 고려)
② 영양이 고농도로 함축된 음식을 제공함
③ 기력이 없어 식욕을 잃을 수 있으므로 대상자가 식사 전에 휴식하도록 해줌
④ 식사 전, 후에 가능한 치료를 피함
⑤ 식사시간에 앞서 식욕감퇴를 초래하는 증상(통증, 열, 피로)을 완화할 것
⑥ 대상자가 음식을 봄으로써 식욕중추가 자극될 수 있으므로 음식에 대한 접근을 증진시킴
⑦ 대상자가 식사할 때 다른 사람과 같이 먹을 수 있도록 도와줌
⑧ 시각적으로 식욕을 불러일으킬 수 있도록 음식을 먹음직스럽게 제공함
⑨ 음식을 적당한 온도로 제공함
⑩ 식사 전에 구강 간호를 제공함으로써 타액의 분비를 자극하고 먹는 즐거움을 자극하도록 함
⑪ 식욕부진 환자가 용기를 잃지 않도록 소량을 선택함
⑫ 스스로 음식섭취가 어려울 경우
   ㉠ 스스로 먹을 수 있도록 돕는 것이 간호의 목표
   ㉡ 필요하면 특수도구 사용
   ㉢ 식사과정에 대상자를 적극 참여시킴

CHAPTER 04
완전 비경구 영양
(Total Parenteral Nutrition : TPN)

기본간호학

UNIT 01 완전 비경구 영양의 이해

1. 정의
탄수화물, 지방, 비타민, 무기질 등이 포함된 고장성 용액을 내경정맥이나 쇄골하정맥 같은 중심정맥을 통해 주입하는 것

2. TPN이 필요한 대상자
① 중증 영양 불량
② 위장계가 비정상인 경우 : 폐색, 복막염, 소화나 흡수의 손상, 만성 구토, 만성 설사, 지연된 장 마비
③ 신경성 식욕부진, 혼수
④ 광범위 화상, 복합 골절, 패혈증 등을 포함한 수술 혹은 외상 후에 적용함

3. TPN용액
① 10%~50% 포도당과 3~4%의 단백질로 구성되어 리터당 1000kcal의 열량을 냄
② 아미노산포도당용액(amino acid − dextrose)
③ 지방유상액(fat emulsions)

4. TPN의 목적
구강 또는 장관 영양으로 섭취를 전혀 할 수 없는 대상자에게 영양을 공급하는 것이 목적
① 적정 질소 균형의 유지
② 필수 아미노산 및 비타민의 공급
③ 위장관 손상의 치유

5. TPN 합병증

(1) 감염

삽입된 튜브의 오염, 튜브의 장기 보유 및 혈액전파나 원격 감염으로 튜브 오염으로 패혈증 등이 발생

(2) 대사성 합병증

① 탈수 또는 수분 과잉
② 고혈당 또는 반동 저혈당
③ 고삼투성, 고혈당, 비케톤, 무의식
④ 질소혈증, 고암모니아혈증
⑤ 전해질 불균형 : 저칼슘혈증, 저인산염혈증, 고인산염혈증, 저칼륨혈증, 저마그네슘혈증

(3) 튜브로 인한 합병증

① 흉막천공(기흉, 혈흉), 공기색전
② 삽입위치의 신경손상, 림프관의 열상, 림프누공(fistula)
③ 심내막염
④ 유미흉(chylothorax) : 림프관이 손상되어 림프액이 새어나옴

6. TPN을 위한 카테터 삽입방법

① 카테터 삽입 전 대상자에게 정맥혈 충전을 증가시킴
② 공기 색전증의 위험을 줄이기 위해 Valsalva 방법을 교육
③ 대상자를 Trendelenberg 체위 취하게 함(목과 어깨의 중앙정맥 확장하기 위해)
④ 흉부 X선 검사로 튜브의 위치 확인함
⑤ 경정맥이나 쇄골하정맥을 이용하여 상대정맥 끝까지 이어지도록 함

7. TPN 제공 대상자의 간호

① 고장액이 너무 빨리 투여될 경우 삼투성 이뇨, 탈수가 일어나므로 철저히 관리(infusion pump를 이용)
② 용액이 고농도 포도당이어서 미생물 성장이 용이함
③ 감염예방을 위해 매일 주입용 튜브를 24시간마다 교환
  ㉠ 정맥 천자 부위의 드레싱은 48시간마다 교환
  ㉡ 활력징후, 당뇨 및 아세톤 검사를 시행
④ 약물이나 혈액을 TPN 관으로 주입하면 세균오염의 위험이 증가하므로 금기
⑤ 투여 중단 시 용량을 서서히 감량하여 합병증 발생 위험을 최소화

CHAPTER 05

장관영양(비위관영양)

We Are Nurse

위아너스
간 호 사
국가시험
이 론 편

기본간호학

UNIT 01 장관영양의 개념 (=경장영양 : Enteral nutrition)

1. 장관영양의 정의
① 대상자가 구강을 통해 음식을 먹지 못할 때 장과 비경구적 방법을 이용하는 것
② 코나 입을 통해 위나 장에 튜브를 삽입하여 먹을 수 없는 대상자에게 영양 공급
③ 복부 수술과 관련된 문제 혹은 장운동의 감소, 구토, 가스축적과 같은 위장관 문제 해소

2. 장관영양을 위한 비위관의 삽입 목적
① 가스나 위, 장의 내용물 제거
② 연하곤란 대상자에게 경구 투약 및 영양액을 주입하기 위함
③ 진단적 검사를 위한 분비액 채취를 위해
④ 위세척(위장 내 물질을 제거함)
⑤ 장의 감압(위나 장으로부터 가스와 분비액 제거) 목적
⑥ 압력을 가함으로써 위장 출혈을 멈추게 하기 위함

UNIT 02 장관영양의 분류

1. 구위관 삽입 : 튜브를 구강을 통해 위장으로 삽입
① 입을 통해 위까지 이르게 하는 관 예 Ewald tube
② 중독성 물질 제거하기 위한 응급상황에서 사용
③ 튜브 직경 : 36~40 Fr(알약이나 위장 조직의 부스러기 등을 제거할 수 있을 정도로 큼)

2. 비위관 삽입 : 튜브를 코를 통해 위장으로 삽입
① 코를 통해 위까지 이르는 관, 16~18Fr 예 Levin tube

② 장기간 사용 시 비인두 불편감 호소

③ 직경이 너무 크면 튜브로 인해 비인두에 압력 가해져 조직이 자극되어 조직손상 유발

3. 비장관 삽입 : 튜브를 코를 통해 소장으로 삽입

① 코를 통해서 위장 아래의 소장까지 튜브 삽입

② 소장까지 삽입해야 하므로, 튜브 끝에 무거운 팁을 달아서 위장을 쉽게 통과하도록 함

4. 위장루 삽입 : 수술을 통해 인위적으로 만들어진 개구부인 장루를 통해 삽입

🔖 UNIT 03 비위관 삽관방법

1. 대상자 준비

(1) 불안 중재

① 튜브 직경이 음식 크기보다 작다는 것 알려주어 불안 완화

② 튜브 삽입과정 설명

③ 튜브 삽입 시 중지가 필요할 때 손을 드는 것과 같은 신호를 하도록 함

(2) 사정

① 어느 쪽 비강으로 삽입하는 것이 더 좋은지, 튜브 삽입 길이 결정

② 의식수준, 체중, 장음, 복부 팽만여부, 구강·비강점막 상태, 삼킬 수 있는지, 기침할 수 있는지, 오심과 구토 증상 유무

③ 비강 관찰 : 코를 풀어 비강 내 분비물 제거한 후 콧구멍의 크기, 모양, 개방성 관찰

④ 튜브 길이 : 튜브 삽입 전 대상자의 코에서 귓불을 지나 검상돌기까지의 길이 측정

(3) 비위관 삽입 방법 ★★★★★

① 튜브 삽입이 용이하도록 입으로 숨을 쉬며 삼키도록 교육

② 시행 중 구역질(구토반사)과 목 부위 불편감이 있을 수 있다고 설명

③ 삽입 시 체위는 목을 뒤로 젖힌 채 좌위를 취하도록 함(구토 있을 경우, 흡인 예방)

④ 인두를 지날 때는 고개를 약간 앞으로 숙이면 기도가 좁아지고 식도가 넓어져 삽입이 용이함

⑤ 의식 없는 환자는 가능하면 오른쪽으로 측위를 취하고 불가능하면 머리를 옆으로 돌려줌

2. 튜브 위치 확인

(1) 튜브를 통한 위액 흡인

흡인된 액체가 맑고, 황갈색 혹은 녹색인 경우 위장으로부터 나온 것이라 추정

(2) 복부 청진

① 5~10cc의 공기를 주사기를 통해 주입하면서 청진기로 상복부를 청진함

② "쉬익"하는 소리가 들리면 이는 공기가 위장으로 들어가는 소리로써 튜브가 위장 내에 있는 것이라 추정, 트림은 튜브 끝이 여전히 식도에 있음을 의미

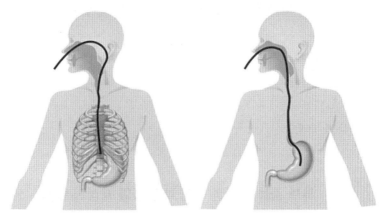

[튜브 삽입 길이 측정]   [비위관 삽입의 통로]

(3) 흡인된 액체의 산도 확인 : 튜브 위치 확인하는 가장 정확한 방법

① pH 0~4 : 위액임을 확인할 수 있음

② pH 5~6 : 제산제 투약 또는 십이지장으로부터 흡인된 액체

③ pH 7 이상 : 호흡기 내 위치하고 있으므로 즉시 튜브 제거

(4) 위치가 확인되면, 튜브를 고정함

UNIT 04   비위관 제거

1. 사정

장음, 구강상태, 비점막, 의식수준과 구토 반사 등 사정

2. 준비

수건, 구토물 받을 곡반, 면봉, 구강위생에 필요한 도구, 장갑

3. 수행

① 의식이 명료할 시 앉은 자세를 취하게 하고, 혼미하다면 옆으로 눕도록 함(역류방지)

② 수건으로 가슴을 덮고 쉽게 손이 닿을 수 있는 곳에 곡반과 휴지 놓아둠

③ 비위관을 고정하고 있던 테이프 제거하고 장갑을 낌

④ 위 분비물을 흡인하는 튜브의 내강에 공기를 주입

⑤ 비위관 제거 직전 심호흡을 한 후 숨을 잠시 멈추라고 함

⑥ 비위관을 수건이나 장갑에 싼 다음에 밀폐된 용기에 담아 버림

⑦ 흡인 용기 내의 배출된 물질을 측정하고 버린 후 이에 대해 기록함

⑧ 구강간호 시행

⑨ 휴지나 면봉으로 비강 내 점액, 이물질 등을 제거하여 깨끗하게 함

4. 기록

① 제거된 튜브의 종류

② 대상자의 반응

③ 배액의 양과 양상

④ 비강과 비인두의 상태

🧪 UNIT 05 튜브 종류에 따른 영양액 공급의 장점과 단점

구분	장점	단점
비위관	• 튜브가 폐쇄될 가능성이 낮음 • 다량의 약물투여가 가능함 • 일회에 다량으로 영양액을 주입하거나 간헐적으로 영양액을 주입하기에 좋음 • 튜브의 위치와 위 잔류량을 확인하기 쉬움	• 튜브와의 마찰로 인해 비강과 인두 점막이 손상되기 쉬움 • 식도 괄약근이 이완되어 위 내용물 역류가 발생함 • 음식물이 위 내용물의 기도흡입 가능성이 있음 • 비강점막 손상을 예방하기 위해 자주 튜브 삽입의 위치를 바꾸어 주어야 함
비장관	• 튜브를 삽입하기 쉬움 • 편안함 • 식도, 괄약근의 이완이 덜함 • 음식물이나 위 내용물의 기도흡입 위험성 낮음 • 4주 이상 계속 삽입해 놓을 수 있음	• 튜브의 위치 확인을 위해 방사선 촬영을 해야 함 • 튜브가 쉽게 폐쇄됨 • 지속적 영양액 주입 방법을 이용하는 것이 좋음
위장루	• 튜브가 비강을 통과할 필요가 없음 • 외부에서 쉽게 보이지 않음 • 오랫동안 튜브를 가지고 있을 수 있음 • 튜브를 자주 다시 삽입하지 않아도 됨 • 대상자가 자가 간호를 할 수 있음	• 처음 튜브를 삽입한 후 24시간 정도 지나서 사용할 수 있음 • 유출이 잘되고 피부손상이 발생할수 있음 • 감염 가능성이 높음 • 튜브가 삽입된 부위의 피부간호를 해 주어야 함 • 튜브가 안전하게 고정되지 않으면 튜브가 이동하거나 빠지기 쉬움 • 위장에 내용물이 과도하게 축척되고 위 내용물이 역류될 수 있음
공장루	• 위장루와 같음 • 위 내용물 역류와 기도흡입의 가능성이 적음	• 위장루와 같음

UNIT 06 영양 공급 방식

1. 간헐적 집중식 영양액 주입
① 하루에 4~6회, 50~100ml/분의 속도로 250~400ml의 영양액 주입
② 위장이 빠른 속도로 팽창하고 위 내용물 역류의 위험성 높음

2. 간헐적 점적식 영양액 주입
① 하루 4~6회, 일회 30~60분 정도에 걸쳐 250~400cc 영양액 주입하는 방법
② 영양액을 중력에 의해 주입하거나 주입 펌프 이용함
③ 비교적 천천히 주입하므로, 복부 팽만감 적음
④ 24시간마다 영양액 주입 기구 교환

3. 주기적 영양액 주입
① 8~12시간 동안 영양액을 지속적으로 주입 후 6~12시간 동안 영양액을 주입하지 않는 방법
② 경장 영양을 중단하는 단계에서 주로 사용
③ 대상자가 자는 동안 영양액을 주입하고 낮 동안은 구강섭취를 함

4. 지속적 영양액 주입
영양액 주입 펌프를 이용하여 분당 1.5cc 속도를 유지하면서 영양액을 계속적으로 주입

5. 비위관을 통한 영양액 공급절차 ★★★★★
① 대상자 확인, 손씻기 및 반좌위 또는 좌위를 취해줌
② 방수포 깔기
③ levin tube 꺾어 쥐고 뚜껑 열기
④ 잔류량 확인(위 내용물이 100cc이상인 경우에는 주입하지 않고 보고하던 것이 병원간호 사회에서 확인하지 않는 것으로 변경되었으나 현재 각 기관마다 다르게 잔류량을 확인하고 있음)
⑤ 주사기 내관을 제거하고, 외관을 tube에 연결하기
⑥ 물을 20~30ml 넣어준 후 튜브를 풀어줌(30cm 이상 높이지 않음)
⑦ 위 내용물이 비워지기 직전 튜브를 조여 공기 들어가는 것 방지
⑧ 영양액 주입 후 물 30~60ml 주입함(튜브세척목적)
⑨ 주사기에 물이 모두 주입되면 튜브를 막아둠(공기유입방지)
⑩ 주입 후 최소 30~60분간 침대 머리를 높여줌(역류방지)
⑪ 위관영양 시 주사기가 비워지게 되면 공기가 주입되므로 완전히 비워지지 않도록 계속해서 주입
⑫ 30분간 걸쳐서 천천히 주입하며 주사기로 밀어 넣지 않음

위관영양과 관련된 문제 ★★

1. 덤핑 증후군(Dumping syndrome)

① 위절제술 후 섭취된 음식물이 정상적인 십이지장의 소화과정을 경유하지 않고 너무 빨리 공장으로 들어가기 때문에 발생

② 인슐린의 갑작스러운 증가로 혈당 저하 발생

③ 고장액 용액의 갑작스런 주입으로 수분이 순환 혈액으로부터 소장으로 이동함으로써 허약감, 어지러움, 발한, 오심, 설사와 같은 증상 나타남

사정범주		문제 발생원인	중재 방법
위장관 기능	구토	• 비위관 삽입 후 곧바로 음식주입 • 부적당한 비위관 위치 • 빠른 주입 • 대상자의 체위	식사 후 바로 30분 동안 오른쪽으로 누워 있게 하거나 반좌위를 취해 줌
	설사	• 빠른 주입 • 고농도 혹은 고농축식이 • 유당불내성	천천히 식이를 주입(특히 찬 음식일 경우 더욱 천천히)
	변비	• 식사에 우유성분이 과량함유 • 섬유소 부족 • 불충분한 수분함량	식이변경, 완화제, 수분 증가 등을 의사와 상의하여 식이 결정
수분 및 전해질 불균형	탈수	• 탄수화물의 빠른 주입 → 고혈당증 → 삼투성 이뇨 → 탈수 • 과량의 단백질 및 전해질 함량식이 • 불충분한 수분 섭취	천천히 주입, 인슐린제제가 필요할 수 있음
	부종	• 주입식이에 과량의 나트륨 함유	식이변경

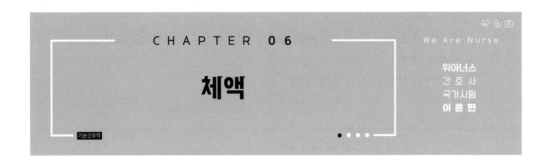

기본간호학

UNIT 01 체액의 분포 및 기능 ★★

· 체액은 체중의 60~70%
· 수분과 전해질은 세포내, 세포외 및 세포간질강에 위치

1. 세포외액(Extracellular Fluid, ECF)

① 체중의 20%
② 혈장액(Plasma water), 간질액(Interstitial Fluid, ISF), 체강액(Transcellular fluid, 위
장분비액, 뇌척수액, 늑막강액 등)으로 구성

(1) 세포외액의 기능

① 세포에 영양분, 수분, 전해질 등을 전달하며 노폐물을 운반
② 혈장은 폐에서 모세혈관으로 산소를 운반하고 이산화탄소를 폐포로 되돌림
③ 림프도 세포로부터 노폐물을 운반, 최종적으로 흉관을 통해 혈액순환으로 되돌려 보냄
④ 세포대사를 위한 용매(물)의 역할
⑤ 관절과 세포막의 윤활과 쿠션기능
⑥ 체온조절

(2) 세포외액의 구간별 분포

가. 혈액(Intravascular fluid)
① 체중의 약 5%
② 혈관내에 존재, 혈장콜로이드(혈장단백)를 포함
③ 적혈구를 운반하고 혈관 용량을 유지
④ 혈장내의 단백질 함유량이 간질액의 함유량보다 많음

나. 간질액(Interstitial fluid)
  ① 세포와 세포 사이 및 세포주변을 둘러싸고 있는 부분의 액체(림프포함)
  ② 체중의 약 15%
  ③ 세포 대사 작용을 위한 용매 역할

다. 세포 횡단액, 체강액(Transcellular fluid)
  ① 세포외액 중 상피세포층에 의해 분리된 것
  ② 신체의 분비물을 포함
  ③ 체중의 약 1%

2. 세포내액(Intracellular Fluid, ICF)
  ① 체중의 약 40%
  ② 세포의 화학적 기능을 원활하게 하는 수정 매개물로 작용
  ③ 소화기계내의 음식물을 가수분해
  ④ 세포내의 화학적 반응 및 매개물로 기능함
  ⑤ 인체의 구조물을 구성함

🔬 UNIT 02 　 체액 불균형

세포외액량		
구분	결핍(탈수)	과다(부종)
원인	• 수분, 나트륨 손실 • 불충분한 섭취 : 의식장애, 연하곤란, 금식, 혼수, 갈증, 감각의 손상 • 배설 증가 : 위장관(설사, 구토, 흡인), 신장(요농축 불능, 과다한 요배설, 요붕증), 폐(과다한 환기, 기관절개술), 피부(과다한 발한, 화상, 고열)	• 세포외액량 과다 시 정수압 증가로 수분이 조직으로 이동되어 말초부종과 폐수종 유발 • Na^+ 증가, 저장액으로 관장 또는 세척, 화상
증상	• 갈증, 피부탄력성↓, 안구함몰, 체온상승, 빈맥, 저혈압, 핍뇨, 체중감소 • 혈청내 삼투압 농도 증가(>295mOsm/kg) • 혈청내 Na 증가하거나 정상(145mEp/L) • BUN 증가(>25mg/dL) • Hct 상승(>55%)	• 호흡곤란, 폐수종, 사지부종, 혈압상승, 뇌부종, 체중증가, 의식수준의 변화 • 혈청내 삼투압 농도 감소(<275mOsm/kg) • 혈청내 Na 변화(<135mEp/L, >145mE-p/L) • Hct 감소 • 요비중 1.010 이하
간호	• V/S 측정, 체중 측정, 섭취/배설량 측정, 의식상태 사정, 전해질 수치 사정 • 수분보충, 저염식이, 피부 간호, 구강 간호	• 활력징후(강한 맥박, 혈압상승, 약하고 빠른 맥박), 악설음, 천명음, 요흔성 부종, 정맥울혈, 체중, 섭취/배설량, 의식수준(뇌부종) 사정 • 이뇨제 투여, 수분제한, 침상머리 상승

세포내액량		
구분	결핍(탈수)	과다(부종)
원인	• 세포내 수분 소실이 심한 상태, 세포내 탈수 • 고나트륨혈증, 세포외액량 결핍	• 용질의 결핍 상태, 세포 부종상태 • 저삼투성 용액, 과다투여, SIADH
증상	• 갈증, 발열, 핍뇨, 중추신경계 변화(혼돈, 무의식, 뇌출혈)	• 두통, 서맥, 혈압, 호흡수↑, ICP↑ • 동공의 크기 변화, 운동 및 감각 기능 저하
간호	• 수분공급, 탈수 환자 중재와 유사	• 의식수준, 활력징후, ICP 상승 증상 사정 • 수분제한, 의식저하와 관련된 중재, 손상 예방

🫁 UNIT 03　전해질 불균형

구분	고나트륨혈증(hypernatremia)	저나트륨혈증(hyponatremia)
정의	혈장 나트륨 145mEq/L 이상	혈장 나트륨 135mEq/L 이하
원인	• 나트륨 배설 저하 : aldosterone 과잉증, 신부전, 쿠싱증후군, 요붕증 • 나트륨 섭취 증가 • 수분 섭취 감소 : 금식 • 수분 소실 증가 : 대사율 증가, 과다 환기, 감염, 과도한 발열, 설사, 탈수	• 나트륨 배설 증가 : 과도한 발한, 이뇨제, 위장관 배액, aldosterone 분비 저하, 고지혈증, 신장 질환 • 부적절한 나트륨의 희석 : 저장성 용액의 과도한 섭취, 신부전, 고혈당, 울혈성 심부전, 항이뇨호르몬 부적절 분비증후군
증상	• 신경계 : 기면, 혼미, 혼수, 근긴장도 증가, 심부전 반사의 이상, 대사성 산독증, 섬망, 경련 • 심혈관계 : 심근의 수축력 저하, 보상성 빈맥 　– 저혈량성 : 체위성 저혈압 　– 고혈량성 : 고혈압, 경정맥 팽창, 말초정맥 충혈, 심잡음, 부정맥, 체중증가, 부종 • 호흡계 : 호흡곤란, 수포음, 흉막삼출 • 신장 : 다뇨(고열량성), 핍뇨(저혈량성) • 갈증, 발열, 체온상승 • 검사 : 혈장 삼투압 〉 295mOsm/kg	• 신경계 : 두통, 불안, 혼돈, 환각, 행동변화, 경련, 두개내압(ICP) 상승, 근허약감 • 심혈관계 : 수축기와 이완기압 감소, 체위성 저혈압, 약한 맥박, 빈맥(cf. 고혈량성 저나트륨 혈증-혈압은 정상이거나 상승, 강한 맥박) • 호흡계 : 빈호흡, 호흡곤란, 기좌호흡, 신경학적 과호흡, 악설음, 수포음 • 위장관계 : 오심, 구토, 장음항진, 복부 경련, 설사 • 피부, 혀, 점막의 건조 • 검사 : 혈장 삼투압 〈 275mOsm/kg
치료 간호	• 근본적인 원인 교정 • 이뇨제(Lasix)와 포도당 용액 투여 • 저장액 투여 : 0.2% 또는 0.45% 식염수, 포도당액 • 나트륨 섭취 제한	• Na⁺ 126~136mEq/L : 수분제한과 균형잡힌 식이요법 • Na⁺ 116~125mEq/L : 수액요법(0.9% 생리 식염수, 젖산염 링거액) • Na⁺ 115mEq/L 이하(신경학적 징후가 보임) : 고장액(3% 식염수)을 천천히 주입 • 이뇨제 투여(체액 과다 예방)

구분	고칼륨혈증(Hyperkalemia)	저칼륨혈증(Hypokalemia)
정의	혈장내 K^+ 농도가 5.0mEq/L 이상	혈장내 K^+ 농도가 3.5mEq/L 이하

원인	• K^+ 섭취 증가 : 과도한 정맥주입
	• 세포외액으로 K^+ 이동 : 산독증, 조직의 이화작용
	• Digitatils 제제 과량 투여 : 심근수축력 감소, 심부정맥 유발
	• 부신피질 장애
	• 신부전
		• K^+ 섭취 감소
		• 세포내로 K^+ 유입
		   – 알칼리혈증
		   – 과식 또는 포도당 정맥투여로 인한 인슐린 과다 분비
		• K^+ 배출 증가
		   – 이뇨제, 투석
		   – 설사, 변완화제 사용
		   – 지나친 발한
		• K^+ 소실 : 구토, 비위관 흡인

증상	• 설사, 장 경련 • 근쇠약, 무감각, 혼돈 • 심부정맥, 심장마비, 사망 • 허약감, 지각 이상 • 위장관의 산통 • 불안, 예민함	• 복부팽만, 장음감소, 변비 • 체위성 저혈압 • 골결근 약화, 이완성 마비 • 심부정맥 • 전신 허약감, 심부건 반사 감소 • 약한 맥박, 저혈압, 약한 심음 • 근긴장저하, 호흡이 짧고 약함
ECG	• 넓고 편평해진 P파 • 길어진 PR 간격 • 뾰족하고 좁은 T파 • QT 간격 감소 • 넓은 QRS 폭 • 내려간 ST 분절	• 약간 상승한 P파 • 길어진 PR 간격 • 편평, 내려간 T파 • QT 간격 연장 • 내려가고 길어진 ST, 현저해진 U파
치료 간호	• 인슐린, 당 주입 • 이뇨제 투여 • 고칼륨 음식 제한 • kayexalate의 양이온 교환수지를 구강, 직장으로 투여(K^+ 대변으로 배출) • 구강으로 금식(NPO) • 침상안정 : 칼륨수치 정상 시까지	• 고칼륨 식품 섭취 예 바나나, 오렌지주스, 고기, 토마토주스 등 • 칼륨이 즉시 투입되지 않을 시 사망할 수 있으므로 구강 섭취(가장 안전), 정맥 투입 시에는 ECG 모니터 관찰해야 함 • 이뇨제에 의한 칼륨 부족 시 : 칼륨보충제나 칼륨보유 이뇨제 사용

CHAPTER 07

병원식이

We Are Nurse

위아너스
간 호 사
국가시험
이 론 편

기본간호학

🔬 UNIT 01 병원식이 ★

일반식(regular diet)	① 음식에 특별한 제한 두지 않음 ② 모든 입원 대상자에게 제공
경식(light diet)	① 튀긴 음식이나 지방성 음식, 가스 형성 음식, 날음식 등을 제외시킴 ② 쉽게 소화되고 위를 쉽게 비울 수 있는 음식 ③ 연식에서 일반식으로 옮기기 전의 전환기 음식
연식(soft diet)	① 씹히는 질감이 부드러운 음식을 포함 ② 잔류량이 적고 즉시 소화될 수 있으며, 양념을 위한 향신료 넣지 않음 ③ 경식보다 과일, 야채, 육류가 덜 들어감 ④ 일반식과 같이 충분한 열량 함유 ⑤ 소화능력이 좋지 않은 대상자나 수술 후 회복기에 있는 대상자, 실내온도에서 액체이거나 액화되는 음식
전 유동식(full liquid)	① 미음, 과일과 야채주스, 크림 스프, 우유 ② 얼음, 아이스크림, 젤라틴, 커스터드 등이 포함됨 ③ 위관영양에 가장 적합함
맑은 유동식 (clear liquid)	물, 맑은 국물, 맑은 과일주스, 차와 커피, 아이스캔디 등을 말함

특별 치료식
(special therapeutic)
	나트륨, 지방, 섬유소 등을 필요량에 따라 준비한 식이
	① 저지방식
	   ㉠ 지방에서 특히 포화지방산, 콜레스테롤을 제외한 치료식
	   ㉡ 건강인 지방 섭취량의 30~40%이 약 9~12g 정도를 제공
	   ㉢ 적용 : 고지혈증, 담낭질환, 지방흡수불량증 등
	② 저단백질식
	   ㉠ 단백질을 1일 40~60g으로 제한
	   ㉡ 적용 : 간성뇌병변, 신부전 등
	③ 저나트륨식
	   ㉠ 나트륨을 1일 0.5~2.0g 정도로 제한
	   ㉡ 적용 : 고혈압, 신장병, 부종 등
	④ 저섬유식이 ★ : 분변량을 감소시킬 때 사용하는 식이
	⑤ 비타민공급 : 모세혈관조직의 회복을 돕기 위해 사용

단원별 문제

01 장 수술 후 대장의 자극을 줄이고 대변의 양과 빈도를 감소시키는 식이로 옳은 것은?

① 연 식이   ② 유동 식이
③ 일반병원 식이   ④ 저잔여물 식이
⑤ 저자극성 식이

> **해설** 저잔여물 식이인 연식(soft diet)는 장관의 내용물을 줄이며 대변의 양과 빈도를 줄여주기 때문에 소화 능력이 좋지 않은 대상자나 수술 후 회복기에 있는 대상자에게 적합하다.

02 중심정맥관으로 완전비경구영양액을 주입받는 환자에 대한 간호중재로 옳은 것은?

① 카테터 삽입 부위 소독 시 청결장갑을 낀다
② 정맥주입펌프를 통해 정확한 속도로 주입한다.
③ 완전비경구영양액 연결관으로 혈액과 함께 주입한다.
④ 투여하고 남은 영양액을 7일 동안 실온 보관 후 주입한다.
⑤ 카테터 삽입 부위의 발적과 열감 시 주입 속도를 빠르게 한다.

> **해설** 고장액이 너무 빨리 투여되는 경우에는 삼투성 이뇨, 탈수가 일어나므로 인퓨전 펌프를 이용하여 정확한 용량과 속도로 주입하도록 한다. 또한 세균오염 위험이 있으므로 혈액을 완전비경구영양액관으로 주입하는 것은 금기 사항이다.

03 다음 중 체내 수분결핍의 일반적인 증상은 무엇인가?

① 안구 함몰   ② Hematocrit 감소
③ 맥압의 증가   ④ 소변 농축도 감소
⑤ 빈뇨

해설 [체내 수분결핍 증상]
체액과 전해질 불균형

구분	결핍(탈수)	과다(부종)
원인	• 수분, 나트륨 손실 • 불충분한 섭취 : 의식장애, 연하곤란, 금식, 혼수, 갈증, 감각의 손상 • 배설 증가 : 위장관(설사, 구토, 흡인), 신장(요농축 불능, 과다한 요배설, 요붕증), 폐(과다한 환기, 기관절개술), 피부(과다한 발한, 화상, 고열)	• 세포외액량 과다 시 정수압 증가로 수분이 조직으로 이동되어 말초부종과 폐수종 유발 • Na^+ 증가, 저장액으로 관장 또는 세척, 화상
증상	• 갈증, 피부탄력성↓, 안구함몰, 체온상승, 빈맥, 저혈압, 핍뇨, 체중감소 • 혈청내 삼투압 농도 증가()295mOsm/kg) • 혈청내 Na 증가하거나 정상(145mEp/L) • BUN 증가()25mg/dL) • Hct 상승()55%)	• 호흡곤란, 폐수종, 사지부종, 혈압상승, 뇌부종, 체중증가, 의식수준의 변화 • 혈청내 삼투압 농도 감소((275mOsm/kg) • 혈청내 Na 변화((135mEp/L,)145mE-p/L) • Hct 감소 • 요비중 1.010 이하
간호	• V/S 측정, 체중 측정, 섭취/배설량 측정, 의식상태 사정, 전해질 수치 사정 • 수분보충, 저염식이, 피부 간호, 구강 간호	• 활력징후(강한 맥박, 혈압상승, 약하고 빠른 맥박), 악설음, 천명음, 요흔성 부종, 정맥울혈, 체중, 섭취/배설량, 의식수준(뇌부종) 사정 • 이뇨제 투여, 수분제한, 침상머리 상승

04 완전 비경구영양(TPN : Total parenteral nutrition)의 적응증으로 옳은 것은?

① 구강섭취가 불가능한 환자
② 소화, 흡수 기능은 있으나 치아상태가 좋지 않은 환자
③ 단기간에 체액과 전해질 균형을 회복하여야 하는 환자
④ 수술 전·후로 심각한 영양결핍을 보충하여야 하는 환자
⑤ 구강섭취는 가능하나 신진대사를 증진할 필요가 있는 환자

해설 완전 비경구영양법을 실시해야 할 필요성이 있는 경우는 다음과 같다.
1. 중증영양불량
2. 위장계 비정상
3. 신경성 식욕부진
4. 혼수
5. 수술 전, 후 심각한 영양불량 상태
6. 암치료환자의 불충분한 구강섭취 시
7. 광범위한 화상이나 패혈증을 포함한 수술
8. 아미노산의 요구가 증가된 급성 간부전 및 신장부전

05 김간호사는 무의식환자에게 L-tube로 영양액을 공급하려 한다. 이 때 가장 적절한 간호행위는?

① 영양액 주입 후 앙와위를 취한다.
② 약물은 투여할 경우 유동식에 섞어서 준다.
③ 영양액 주입은 무균법을 사용한다.
④ 영양액 주입 시 중력을 이용하여 25cm 위에서 천천히 주입한다.
⑤ 주사기의 물이 모두 주입되면 튜브를 개방한다.

> **해설** 무의식 환자에게 중력을 이용하여 L-tube로 영양액을 공급하는 경우에는 가능한 천천히 주입하여 환자에게 부담이 되지 않게 하고, 30cm 이상 높이지 않도록 한다.

06 28세 남자 환자는 위장질환으로 입원하였으며 3일 동안 지속적인 구토를 하고 있다. 이런 경우 가장 적합한 간호진단은 무엇인가?

① 3일간 지속된 구토와 관련된 영양변화의 잠재성
② 구토에 의한 불충분한 음식섭취와 관련된 영양부족
③ 구토에 의한 불충분한 음식섭취와 관련된 체액부족
④ 3일간 지속된 구토와 관련된 구토 유발가능성
⑤ 구토에 의한 과다한 수분손실과 관련된 체액부족

> **해설** 3일간 지속적으로 구토를 하고 있으므로 영양분의 손실로 볼 수 있다.
> [간호진단의 범주]
> 잠재적 문제는 간호사가 예방하기 위한 중재를 하지 않을 경우에 실제로 문제로 발전될 가능성이 있는 것을 의미한다. 추후에 발생할 간호문제를 예방하기 위해서 사용되어진다.

유형	설명과 예시
실제적 진단	현재 존재하는 문제 예 동통과 관련된 신체활동 장애, 부동과 관련된 피부손상장애
잠재적 진단 (위험 간호진단)	간호사가 예방하기 위한 중재를 하지 않을 경우 실제 문제로 발전될 수 있는 것 예 지속적인 구토와 관련된 수분 부족의 위험성, 13일간 지속된 구토와 관련된 영양변화의 잠재성
가능한 진단	간호진단이 존재하는 것은 의심되는데 확증할 충분한 자료가 없을 때 예 이혼과 관련된 부모 역할 갈등 가능성
증후군 진단	어떤 사건이나 상황과 관련하여 예견된 실제적 혹은 고위험 간호진단 예 강간에 의한 정신적 외상 증후군, 불용성 증후군
안녕 집단	보다 높은 건강상태로 이행할 때 개인, 집단, 지역사회에 대한 판단 예 건강 추구행위, 가족대응능력 증진의 의지, 효율적인 모유수유

07 박간호사는 L-tube를 적용한 42세 여자환자에게 위관영양을 시행하려고 한다. 이 때의 간호로 옳은 것은?

① 환자의 체위는 앙와위로 한다.
② 영양 주입 전 20~30ml 식염수를 주입한다.
③ 영양 주입 후 100ml 식염수를 주입한다.
④ 가능한 한 최대한 빠른 속도로 영양액을 주입한다.
⑤ 주입이 끝나자마자 바로 또 주입하여 포만감을 주도록 한다.

> **해설** [비위관을 통한 영양액 공급절차]
> 1. 환자의 체위를 좌위로 하고 튜브의 위치를 확인한다.
> 2. 영양 주입 전 식염수(물)를 20~30ml 주입하여 튜브를 풀어줌(30cm 이상 높이지 않음)
> 3. 위 내용물이 비워지기 직전 튜브를 조여 공기 들어가는 것 방지
> 4. 영양액 주입 후 물 30~60ml 주입함(튜브세척목적)
> 5. 주사기에 물이 모두 주입되면 튜브를 막아둠(공기유입방지)
> 6. 주입 후 최소 30~60분간 침대 머리를 높여줌(역류방지)
> 7. 위관영양 시 주사기가 비워지게 되면 공기가 주입되므로 완전히 비워지지 않도록 계속해서 주입
> 8. 30분 간 걸쳐서 천천히 주입하며 주사기로 밀어 넣지 않음

08 다음 중 지속적으로 심하게 설사를 하거나 장루를 가지고 있는 환자에게 발생할 위험이 있는 경우는?

① 대사성 알칼리증　　　　② 대사성 산증
③ 호흡성 알칼리증　　　　④ 호흡성 산증
⑤ 저알부민혈증

> **해설** 지속적인 설사, 신부전, 당뇨병, 장루 환자, 장기간의 구토 및 위 흡인으로 대상자는 대사성 산증이 초래될 수 있다.

09 식도 수술 후 위관영양을 할 때 간호사가 알아야 할 것은?

① 매 급식 후 튜브 교체한다.
② 찬 음식을 공급한다.
③ 중력에 의해 음식물을 빠른 속도로 주입한다.
④ 음식물 공급 전후에 물 30ml 정도를 주입한다.
⑤ 측위를 취하여 분비물이 기도를 막지 않도록 한다.

해설 [위관영양액 공급]
① 튜브는 2주에 한번 교체한다.
② 주입액은 따뜻한 체온정도이거나 방안온도와 비슷하게 해야 한다.
③ 중력에 의해 음식물을 서서히 주입한다.
⑤ 반좌위 또는 좌위를 취하여 역류를 방지한다.

10 다음의 설명 중 옳지 않은 내용은 무엇인가?

① 칼슘은 혈액응고 및 근육수축에 관여한다.
② 수액의 정맥 주입 시 공기방울이 주입되면 폐색전이 일어날 수 있다.
③ 저나트륨혈증의 임상증상은 불안감, 피로, 근육경련, 식욕부진, 오심 등이다.
④ 대상자의 수분 섭취량이 너무 많을 경우 고혈량증, 헤마토크릿 수치 감소가 나타난다.
⑤ 간호사는 lasix, digitalis 약물을 복용하고 있는 대상자의 칼슘 수치를 모니터 한다.

해설 ⑤ lasix, digitalis 약물을 복용하고 있는 대상자는 저칼륨혈증의 위험이 있고, 강심제를 복용하는 경우 칼륨 독성이 나타날 수 있으므로 대상자의 칼륨 수치를 유의하여 관찰하여야 한다.

11 비위관 삽입 시 카데터가 인두 부위를 지날 때 대상자의 체위는?

① 앙와위에서 고개를 약간 앞으로 숙인다.
② 반좌위에서 고개를 뒤로 젖힌다.
③ 앙와위에서 고개를 뒤로 젖힌다.
④ 반좌위에서 고개를 약간 앞으로 숙인다.
⑤ 왼쪽으로 돌아누워 고개를 옆으로 돌린다.

해설 [비위관 삽입 방법]
1. 튜브 삽입이 용이하도록 입으로 숨을 쉬며 삼키도록 교육한다.
2. 시행 중 구역질(구토반사)과 목 부위 불편감이 있을 수 있다고 설명한다.
3. 삽입 시 체위는 목을 뒤로 젖힌 채 좌위를 취하도록 하여야 구토가 있을 경우에도 흡인을 예방할 수 있다.
4. 인두를 지날 때는 고개를 약간 앞으로 숙이면 기도가 좁아지고 식도가 넓어져 삽입이 용이해진다.
5. 의식 없는 환자는 가능하면 오른쪽으로 측위를 취하고 불가능하면 머리를 옆으로 돌려주도록 한다.

12 다음 중 부종(edema)의 일반적인 증상은?

① 폐 정상음   ② 혈압 하강
③ 체중감소   ④ 객담 감소
⑤ 의식수준 변화

해설 부종의 증상은 기침, 호흡곤란, 폐 잡음, 청색증, 경정맥 울혈, 강한 맥박, 혈압 상승, 하지부종, 체중증가, 천골 부위 부종, 의식수준의 변화 등이 있다.

13 다음 중 TPN 투여 시 발생할 수 있는 합병증으로 알맞지 않은 것은?

① 기흉, 공기색전   ② 감염
③ 고혈당 및 저혈당   ④ 수분 과잉
⑤ 폐기종

해설 TPN 투여 대상자의 합병증으로 흉막천공(기흉, 혈흉), 공기색전, 상완신경얼기 및 동맥 손상, 고혈당 및 저혈당, 순환 과잉, 감염

12. ⑤   13. ⑤

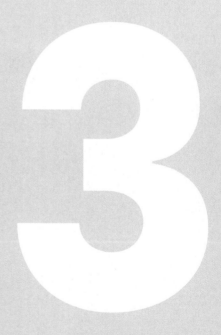

배설요구

3

P A R T

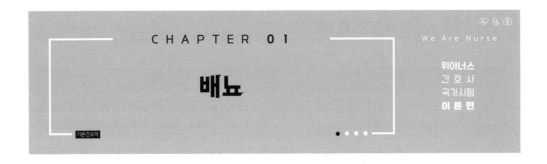

CHAPTER 01

배뇨

기본간호학

🔬 UNIT 01   비뇨기계 구조와 기능

1. 비뇨기계의 구조

① 신장, 요관, 방광, 요도로 구성되며 신장은 복강 뒷부분 상부요추의 양쪽에 위치한다.

② 사구체는 포도당, 아미노산, 요소, 요산, 크레아틴은 여과되나 단백질은 여과되지 않음
→ 단백뇨의 발생은 사구체 손상의 징후로 볼 수 있음

③ 여성의 요도 : 3~6cm → 여성은 남성에 비해 요도가 짧아 빈번한 요로감염 위험있음

④ 남성의 요도 : 15~20cm

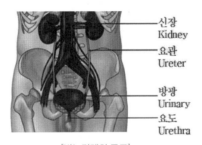

신장
Kidney

요관
Ureter

방광
Urinary

요도
Urethra

[비뇨기계의 구조]

2. 배뇨 ★

(1) 배뇨근의 수축, 내·외요도괄약근의 이완, 복벽과 회음부 근육의 수축, 횡격막 하강 등의 비뇨생식기계, 자율신경계, 중추신경계의 작용에 의해 조절됨

① 방광 내 150~300cc의 소변 축적(성인 : 200~300cc, 아동 : 100~200cc) → 신장감수기 흥분 → 배뇨반사중추로 전달(천골 2~4번) → 부교감 신경 자극 → 배뇨근 수축 → 내괄약근 이완 → 요도로 보냄 → 대뇌피질 → 회음부 근육과 외괄약근 이완 → 배뇨

② 시간과 장소가 부적절한 경우에는 배뇨 반사가 수의적 조절에 의해 외괄약근을 수축하면서 억제됨

③ 방광의 용량은 500mL이며 하루 소변량은 성인의 경우 1,500~2,000ml/일, 아동은 800~1,400mL/일이다.

UNIT 02 소변의 특성

특성	정상	비정상	원인
양	1,500~2,000cc/일	〈 400cc 〉3,000cc	수분섭취 감소, 과도한 수분손실, 신기능 이상, 과도한 수분섭취, 내분비질환(요붕증), 이뇨제
색깔	연한 노란색	어두운 호박색, 갈색 적갈색, 오렌지, 녹색 → 소변이 부족하거나 농축된 경우는 정상보다 색이 짙음	탈수, 간/담낭 질환, 출혈, 수용성 연료, 일부 약물은 소변색깔을 변화시킴
혼탁도	투명함	탁함 → 금방 배뇨한 소변이 탁하면 비정상	감염, 정체, 적혈구와 백혈구, 질분비물, 세균, 정자, 전립선액에 의해 탁해짐
냄새	약한 냄새	역하거나 냄새가 자극적이고 강함	감염, 탈수, 특정 음식섭취, 심하게 감염된 소변은 악취가 남

UNIT 03 소변검사

측정치	해석
pH(4.6~8.0)	• pH는 산, 염기 평형을 나타냄 • 여러 시간 동안 방치된 소변은 박테리아 침입으로 세균성장에 좋은 알칼리성이 됨
단백질 (8mg이상/10mL)	• 정상소변에는 단백질이 없음 • 사구체막 손상 시 소변에 단백질이 나오므로 이러한 경우는 신장질환을 의미함 → 격렬한 운동 후나 추운 날씨에 노출되거나 혹은 심리적인 스트레스를 받았을 때 일시적으로 검출되기도 함
포도당	• 정상소변에는 포도당이 없음 • 당뇨환자는 세뇨관이 고농도의 포도당의 재흡수를 못하므로 혈청에 고농도의 포도당이 집중되어 소변으로 배출함 • 과다한 당의 섭취 시 건강인에게서도 소변에서 당이 나옴
케톤	• 정상소변에는 케톤이 없음 • 당뇨환자는 지방산의 최종 대사산물인 케톤을 소변으로 배출 • 탈수, 기아, 아스피린 과다복용 시 케톤뇨가 됨

혈액	• 적혈구 2개 이내가 정상임 • 사구체나 세뇨관의 손상은 적혈구가 소변으로 빠져나오게 함 • 하부 요로계 손상, 질환은 혈뇨의 원인이 됨
요비중 (1.010~1.025)	• 요비중은 소변 내 물질의 농도를 의미함 • 높은 비중은 농축된 소변을 의미함 • 낮은 비중은 소변이 희석된 것을 의미함 • 수분과다와 부적절한 항이뇨호르몬 분비 시 비중이 감소됨 • 탈수, 항이뇨호르몬의 분비 증가는 비중을 상승시킴

🔬 UNIT 04   소변검체물 수집방법

1. 자연배뇨 검체물 (일반소변)

① 배뇨된 신선한 소변 검체물을 청결수집 용기에 모음

② 아침에 일어나 가장 먼저 배뇨된 소변 수집(아침 첫 소변은 밤 동안 축적되었던 소변 내 물질 보유하고 있기 때문)

③ 바로 검사실로 보내며, 1시간 이내에 검사실로 보낼 수 없으면 냉장 보관

2. 청결수집 검체물 (중간소변) ★

① 요도구 및 주변 조직 소독(소변 내 존재하는 미생물 외에 다른 물질로 인한 오염을 방지하기 위함)

② 처음에 나오는 소변을 버린 후 중간소변으로 수집

③ 비교적 깨끗한 소변을 채취하기 위함

3. 단순도뇨관 소변채취

① 멸균뇨 수집을 위해 채취

② 잔뇨량 측정 시 사용

③ 잔뇨량 측정 방법 : 배뇨 후 즉시 시행, 잔뇨량 50ml 이상이면 필요시 유치 도뇨관 삽입

4. 유치도뇨관 소변채취

① 채취 전에 5~10분 동안 수집용기 아래쪽의 배액 튜브 조절기를 잠금 → 손을 씻고 장갑 착용

② 소독솜으로 도뇨관에서 소변 수집 부위(entry port)를 닦아서 소변의 오염을 막음

③ 수집할 부위에 30°~45° 각도로 주사바늘을 삽입함, 배양을 위해서는 2~3cc의 소변을 흡인하고 일반적인 소변검사를 위해서는 20~30cc를 뽑음

④ 준비된 검사용기에 소변을 넣고 용기를 덮은 뒤 뚜껑 안은 멸균상태를 유지
⑤ 카테터 튜브를 열어줌
⑥ 검사용기에 이름을 부착하고 15분 안에 검사실로 보냄, 기구의 물기를 제거하고 장갑을 벗은 뒤 손을 씻음

5. 24시간 소변검사물 수집
① 24시간 동안 배뇨한 소변의 수집목적
  ㉠ 소변을 농축하고 희석하는 신장 기능 사정
  ㉡ 포도당 대사 작용의 기능 장애 결정
  ㉢ 소변 속의 특성 성분(크레아티닌, 유로빌리노겐, 에스트리올 등)의 수준 측정
② 배뇨한 소변은 깨끗한 용기에 받아서 화학보존제가 삽입된 큰 냉장용 병에 즉시 옮겨 담아 냉장보관함
③ 수집 시작 시간의 첫 소변은 버리고, 24시간 동안 마지막 소변까지 배설된 소변의 전부를 모음

UNIT 05 비정상 소견 ★★

분류	증상	정의
소변량	무뇨(anuria)	100ml 이하/24시간
	핍뇨(oliguria)	100~400ml/24시간 이하, 30ml/hr 이하
	다뇨(polyuria)	3,000ml/24시간
소변 성상	혈뇨(hematuria) 마이오글로빈뇨 (myoglobinuria)	• 색의 변화 • 산성소변 : 뿌옇고 혼탁 • 알칼리성소변 : 붉은색
	세균뇨, 농뇨(pyuria)	투명도 변화 : 혼탁함, 악취
	당뇨	소변에서 비정상적으로 당이 포함됨
	단백뇨	• 소변에서 단백질 함유 • 과다한 거품이 생성되는 소변

	배뇨곤란(dysuria)	배뇨 시 통증 / 작열감, 불현감
배뇨 장애	빈뇨(frequency)	1일 배뇨 횟수가 증가(10회 이상) 또는 소량 자주 배뇨
	긴박뇨(urgency)	요의를 긴박하게 느낌, 참을 수가 없음
	야뇨(nocturia)	밤에 소변을 보기 위해 깨는 것(수면 주기 동안 2번 이상 반복)
	배뇨지연(hesitancy)	배뇨시작이 지연되고 어려움
	요실금	소변이 불수의적으로 배출됨
	유뇨증	4~5세가 지나도 소변을 가리지 못함

UNIT 06 배뇨장애 간호

1. 정상적인 배뇨증진을 위해 수분 섭취 증가
① 하루 수분 섭취를 1,500~2,000ml/일 유지
② 부동, 신결석 예방을 위해서 2,000~3,000ml/일 증가

2. 정상 배뇨습관 유지
① 정상적인 배뇨자세(변기에 앉거나 쭈그려 앉는 자세는 중력에 의해 소변 이동이 촉진 됨)
② 스크린 등을 이용하여 프라이버시 유지
③ 배뇨시간 계획표를 작성하여 평상시 배뇨습관을 유지함
④ 회음부의 위생관리

3. 배뇨 촉진법(배뇨 반사 자극) ★★
① 요의를 느낄 때 즉시 화장실에 가도록 함
② 정상 배뇨 체위 유지, 프라이버시 유지
③ 대상자와 근거리에서 물소리를 들려주기
④ 회음부에 더운물 부어주기
⑤ 손을 따뜻한 물에 담그기
⑥ 다리 대퇴부를 가볍게 두드려주기
⑦ 방광 위를 부드럽게 눌러주기
⑧ 따뜻한 변기 사용
⑨ Crede's maneuver(치골 바로 위 복부를 마사지하거나 눌러주어 배뇨를 촉진하는 방법)
　㉠ 의사의 처방에 의해 시행
　㉡ 방광이 이완된 상태일 때 방광 부위를 손으로 압박

4. 요실금 대상자를 위한 방광조절 훈련

요실금(Urinary incontinence)은 요도괄약근의 기능부전으로 소변이 불수의적으로 흘러나오는 상태이며 사회적, 위생적 문제를 유발함

① 깨어 있는 시간 동안에는 1~2시간마다 취침 전, 밤에는 4시간마다 배뇨 시도
② 요의를 느끼지 못하더라도 배뇨시간이 되면 화장실을 가도록 함
③ 배뇨 조절을 잘하면 배뇨 간격을 늘림
④ 케겔 운동(Kegel exercise)
   ㉠ 골반 근육의 긴장도를 증가시키기 위한 운동
   ㉡ 직장, 요도, 질을 안쪽 위쪽으로 잡아당긴 채 유지(10초)
   ㉢ 근육의 수축을 매번 10회씩 하루 5회 실시한다.
⑤ 피부통합성의 유지 : 세심한 피부간호, 건조한 린넨과 옷 제공, 피부보호용 크림 사용
⑥ 체외 요배설 장치의 사용 : 남성 요실금 대상자에게 적용
⑦ 카페인 함유 음료 제한 : 방광 자극
⑧ 침대에 패드 적용은 가능하나 기저귀는 금지(자연방뇨를 허용하는 것으로 이해할 수 있음)
⑨ 유치카테터 삽입은 요로 감염의 원인이 될 수 있으므로 자제
⑩ 배변양상을 기록하고 적절한 수분을 섭취(2,000~2,500ml/일)
⑪ 요실금의 종류

종류	병태생리	치료
복압성 (stress, 스트레스성)	• 요도 괄약근 허약 • 복압상승 시 실금 예 기침, 재채기, 웃음, 코풀기, 운동 등 • 대게 여성에게 나타남(폐경 후, 다산부)	• 골반저근육 운동(케겔 운동) • 비만인 경우 체중 조절
긴박성 (urge)	• 강한 요의와 함께 불수의적 방광수축으로 갑작스럽게 다량의 실금 • 요의 흐름을 저지시키지 못함 • 운동신경 장애 : 억제성 배뇨근 조절 장애	• 원인치료 • 골반 저 근육 운동(케겔 운동) • 방광 훈련
역리성 (Overflow, 축뇨성)	• 방광의 정체와 과잉 팽만으로 소변이 넘쳐 불수의적으로 소량의 요 배설 • 방광출구의 폐쇄	• 원인질환 치료 • 인공 도뇨 • valsalva 수기 • Crede's maneuver
반사성 (reflex, 계속성)	• 배뇨행위를 억제하지 못하고 배뇨 반사자극을 받으면 즉시 배뇨 • 흉부 10번 위쪽 병소가 있는 경우	• 원인질환 치료 • 방광 훈련 • 체외 소변 수집 기구
기능성 (functional)	• 화장실에 가는데 필요한 시간 동안 괄약근 조절 불가능 • 신체적 제한, 지남력 상실, 환경장애	• 이동보조 기구 • 방광 훈련 • 간이 소변기

5. 요로감염 대상자를 위한 간호중재

① 수분섭취를 충분히 유지
② 목욕물의 세균이 요도에 침입하지 않도록 통 목욕 대신 샤워
③ 자주 배뇨하도록 교육
④ 성관계 후에는 즉시 배뇨
⑤ 요로감염의 증상 사정

6. 야뇨증, 빈뇨 및 긴박뇨 대상자를 위한 간호중재

① 화장실이나 실내 변기에 접근이 쉽도록 함
② 취침시간에 수분섭취 억제
③ 이뇨제와 진정제 및 혼란을 일으키는 약물의 복용주의
④ 취침시간 전에 알코올섭취 억제
⑤ 배뇨 시 벗기기 쉬운 옷을 입음

UNIT 07　　인공 배뇨

1. 도뇨관의 삽입

① 처방에 따라 단순도뇨관, 유치도뇨관 삽입
② 감염 관리 간호

2. 단순도뇨(simple catheterization) : 간헐적 도뇨 ★★★★

(1) 목적

① 급성 방광팽만의 즉각적인 완화를 위해
　• 요도 외상 후 급성 요정체 완화
　• 진정제나 진통제의 효과로 배뇨를 할 수 없을 때
② 방광기능 장애 대상자들의 장기간 관리를 위해
　• 척수 손상
　• 점진적인 신경근육의 퇴행
③ 무균적인 소변 검사물을 얻기 위해
④ 배뇨 후 잔뇨량의 측정을 위해
⑤ 수술 전·중·후 진단검사 전에 방광을 비우기 위해

(2) 단순도뇨 방법

① 배횡와위 자세를 취함

② 카테터 8~10cm에 수용성 윤활제(멸균장갑을 낀 상태) 바름

③ 회음부 소독(대음순 → 소음순 → 요도)

④ 도뇨관 삽입(여 : 5~8cm, 남 : 16~20cm) : 환자가 심호흡을 하고 소변이 흘러나오기 시작하면 1~2cm 더 삽입 함, 이때 소음순을 벌리고 있던 손으로 카테터가 빠지지 않게 고정함

⑤ 소변이 모두 나오면 카테터를 조금 빼서 입구의 소변이 나오도록 하고, 아랫배를 살며시 눌러 소변이 완전히 나오도록 함

⑥ 검사물 채취(무균적)

⑦ 기록(배뇨시간, 배뇨량, 색깔, 냄새, 반응)

3. 유치도뇨(Foley catheterization)=정체도뇨(retention catheterization) ★★★★★★

대상자가 완전히 수의적으로 배출할 수 있을 때까지 장기간 유치

(1) 유치도뇨의 목적 ★

① 소변 배출의 폐쇄가 있을 때(전립선 비대, 요도 협착증)

② 요도와 주위 조직의 외과적 수술 대상자들을 위해

③ 요도 폐쇄를 방지하기 위해

　ㄱ 방광 종양

　ㄴ 요도의 외과적 수술

④ 중환자의 계속적인 소변량 측정을 위해

⑤ 실금하는 혼수환자

⑥ 계속적이거나 간헐적 방광세척을 위해

(2) 유치도뇨 방법

① 배횡와위 취함(바로 눕지 못할 경우 Sim's 체위를 취함)

② 주사기내 액체를 도뇨관의 풍선에 주입시켜 풍선 손상여부를 검사하고 다시 풍선을 수축시킴

③ 도뇨관 끝에 윤활제 바름

④ 엄지와 검지를 이용해 대음순과 소음순 분리시켜 요도구 노출시킴(해부학적 지표를 잘 보이게 하고 삽입 동안 도뇨관이 오염되는 것을 방지하기 위함)

⑤ 멸균겸자로 소독솜을 집어 대음순, 소음순, 요도구를 앞쪽에서 뒤를 향해 닦음(심부조직면을 소독하기 전에 피부표면 먼저 소독)

⑥ 윤활제를 바른 도뇨관의 끝을 5~7.5cm 또는 소변이 흘러나오기 시작할 때까지 요도구 내로 삽입

⑦ 소변이 흘러나온 후 1.5~2.5cm 정도 더 집어넣음

⑧ 액체가 든 주사기를 들어 풍선의 개구부에 집어넣고 용액(증류수)을 주입함(카테터를 내부에 고정함, 생리식염수는 결정체를 형성할 수 있으므로 장기 유치도뇨관 사용 시에는 금지)

⑨ 도뇨관을 소변 수집주머니에 연결함

⑩ 다리에 반창고를 이용해 도뇨관을 고정함

⑪ 방광 아래 위치에 소변주머니(urine bag)를 걸고, 남은 배액관은 감아 침대에 고정시킴 (중력을 이용해 배액함)

⑫ urine bag이 항상 방광보다 아래에 있도록 하여 역류를 방지함

⑬ 튜브가 꼬이지 않도록 하고 대상자가 충분히 움직일 수 있게 여유를 두되 침상난간 위에 걸치지 않음(튜브가 꼬이면 방광으로부터 중력 배액을 방해하고 침상난간에 고정하면 난간의 높낮이 정도에 따라 배액관의 높이가 달라짐)

⑭ 도뇨관을 향해 옆으로 누울 때는 양쪽 대퇴 사이에서 배액관이 아래로 향하도록 교육함(대상자의 몸무게로 배액관을 누르는 것은 요의 흐름을 정체시킬 수 있음)

(3) 유치도뇨관 제거

① 도뇨관을 고정한 반창고 제거

② 주사기로 카테터의 풍선 내 액체를 흡입

③ 요도구의 바깥 지점까지 카테터를 부드럽게 잡아당김

④ 요도구를 닦음

⑤ 제거 후 4시간 이내에 스스로 배뇨를 해야 함

⑥ 제거 후 8~10시간 동안 환자의 배뇨상태를 관찰하며 배뇨 시마다 배뇨량 측정

(4) 유치도뇨 대상자 간호 ★

① 하루에 2회, 배변 후 회음부 간호 → 특히, 요도구 근처는 깨끗이 유지

② 하루 3,000cc 이상의 충분한 수분섭취를 권장

③ I/O check(8시간마다 기록함)

④ 소변의 산성도 유지하여 미생물의 성장을 억제하도록 함

⑤ 필요할 때 유치도뇨관 교환(대개 5일~2주일, 침전물이 보일 시)

⑥ 연결관이 분리되지 않게 하여 배액체계의 폐쇄성을 유지함

⑦ 감염징후 관찰 시 즉시 보고 하도록 함

⑧ 배뇨수집용기는 항상 방광보다 낮게 위치

⑨ 혈괴 등으로 관이 막히지 않도록 배액관의 개방성을 유지

4. 치골상 도뇨

치골 결합 상부의 복부를 통해 방광에 경피적으로 삽입

(1) 장점

① 요로 감염률이 낮고 잔뇨 평가가 쉬움

② 대상자 편안감

③ 카테터를 가지고 있어도 클램프를 잠그면 자연스럽게 배뇨할 수 있음

④ 요도에 직접 카테터를 설치하지 않기 때문에 대상자의 정상 배뇨 능력 파악이 유치도뇨
보다 용이함

(2) 간호 중재

① 주기적으로 도뇨관 클램핑, 잔뇨 측정

② 48~72시간 동안 배액 유지 후 정상으로 돌아오면 낮에 3~4시간 간격으로 잠그도록 함

③ 처음 24시간 동안은 1시간 마다, 2일부터는 1일 3회 이상 소변의 양, 색깔, 농도, 혼탁도
등을 사정

④ 배액 체계의 개방성 유지 및 도뇨관 주위 드레싱 청결 유지, 더러워질 때마다 교환

⑤ 신장감염이 확산되면 카테터 제거

5. 콘돔 도뇨

남성 대상자들의 소변 배설을 위한 안전한 방법

① 요실금 대상자의 소변 수집

② 일상적인 활동 가능

③ 요실금으로 인한 피부자극 감소

6. 간헐적 자가 도뇨 ★

척수 손상과 같은 신경성 방광기능 상실이 있는 대상자에게서 이용

7. 요로 전환술

① 소변이 방광 이외의 다른 쪽으로 배설되도록 외과적으로 통로를 만들어 주는 시술

② 조절성, 비조절성으로 구분

8. 방광 세척(bladder irrigation) ★

액체를 이용하여 방광을 세척하거나 약물을 주입하기 위해 실시

(1) 개방식 방광세척

① 세척주사기의 끝을 집어넣기 위해 유치카테터를 배액관으로부터 분리시킴
② 감염가능성 높음

(2) 폐쇄식 방광세척

① 배액관으로부터 카테터 분리시키지 않고 세척함
② 내관이 3개인 도뇨관 이용
③ 방광세척은 감염 방지를 위해 폐쇄식을 권장

(3) 지속적 세척

① 수일간 카테터 내로 중력을 이용해 세척액을 주입함
② 전립선 수술이나 기타 비뇨기계 수술 후 적용함
③ 세척액 주입속도를 확인함

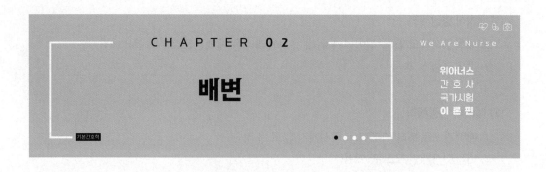

CHAPTER 02

배변

We Are Nurse

위아너스
간 호 사
국가시험
이 론 편

기본간호학

UNIT 01 대장의 구조와 기능

1. 대장의 구조
① 맹장, 상행결장, 횡행결장, 하행결장, S자 결장, 직장, 항문으로 구성
② 기능 : 수분, 요소, 전해질 흡수, 분변(Feces) 형성, 배출
③ 배변 반사
　㉠ 조절 중추 : 연수, 척수
　㉡ 분변 → 직장 압력 상승 → 배변 반사 자극 → 부교감신경 자극 → 결장의 연동 운동 강화, 내항문 괄약근 이완
　㉢ 자의적인 조절 : 복부 수축, 외항문 괄약근 조절, valsalva 수기

> **Valsalva 수기**
>
> ① 심호흡 후 입과 콧구멍을 막고 숨을 내뱉으려고 할 때 배에 힘을 주는 것
> ② 배변 중 복부와 흉강내 압력이 4~5배 증가하여 순간적으로 심박출량이 감소
> ③ 일단 배변 후 압력이 감소되며 심장으로 평상시보다 많은 혈류량이 유입됨
> ④ 금기 : 심혈관질환 또는 다른 질병 있을 때 주의

④ 위대장반사(gastrocolic reflex) : 식후 위가 충만해짐에 따라 대장의 집단운동(mass movement)을 유발하여 장의 내용물을 아래로 보냄

2. 배변에 영향을 주는 요인
① 성장발달 : 노년기는 활동부족과 장연동운동이 부족
② 음식(섬유질)과 수분, 음식의 종류와 양
③ 활동과 근긴장도(장기 침상안정환자 → 만성변비)
④ 심리적인 요인 : 스트레스는 설사를 유발하고 우울은 변비를 유발

82

⑤ 약물 : 진정제의 과다 복용, morphine, codeine 반복 투여, 진단적 검사를 위한 바륨 등은 변비를 유발

⑥ 프라이버시가 유지되는 환경에서 배변이 더 쉬움

UNIT 02 배변 사정

1. 사정 내용

배변형태, 배변습관, 대변의 특성 등에 관한 자료수집

2. 대변의 특성

색깔, 냄새, 견고도, 빈도, 양, 모양, 성분 등을 사정

특성	정상	비정상
색깔	갈색	검정, 회색, 노랑, 녹색
냄새	독특한 냄새	악취
고형 정도	부드러운 고형성	너무 부드러움, 딱딱하고 건조함, 물 또는 풀과 같음
모양	풍부한 원형	형태 없음, 리본과 같은 형태, 가느다란 형태
성분	소화되지 않은 섬유소	기생충, 혈액, 농, 점액 등

3. 배변 관련 진단 검사

(1) 대변 검사

① 오염되지 않도록 수집

② 직장, 항문관 내부의 시각적 검사를 가능하게 함

③ 양성·악성 종양, 궤양, 폴립, 기타 장 병변 진단

④ 염증성 장 질환, 거대 결장, 협착에는 출혈과 장천공이 초래될 수 있어 금기

(2) 잠혈 검사

① 육류, 어류, 생야채 등의 음식섭취, 아스피린, 비스테로이드, 항염제 등에 영향을 받음

② 대변 내 출혈을 파악하기 위한 검사

(3) 직장경 검사 ★

① 목적 : 직장, 항문관을 살펴보기 위해 종양, 궤양, 폴립 등을 진단하고 제거 가능

② 검사 간호

㉠ 검사 전 : 대상자에게 검사의 목적, 식이와 장의 준비 등을 설명

㉡ 체위 : 슬흉위, 심스 체위(불필요한 노출 금지)

㉢ 항문조임근을 통해서 검사기구가 지나갈 때 심호흡을 하게 하여 이완

③ 검사 후 간호

    ㉠ 활력징후를 측정

    ㉡ 천공 증상, 출혈 증상 사정, 혈관미주신경반응 관찰

    ㉢ 많은 양의 가스는 정상적인 것이며 가스를 배출하는 것이 도움이 된다는 것을 대상자에게 알려줌

🐾 UNIT 03   장 배설의 문제 ★

1. 변비(Constipation) ★★

1주에 3회 미만의 배변 활동으로 건조하고 딱딱한 배변

(1) 증상

① 복부팽만, 직장 내 충만감 또는 직장압 증가

② 배변 시 통증, 경련이나 팽만

③ 배변 횟수 감소, 건조하고 딱딱하게 굳은 변

④ 식욕 감소, 완화제 사용

(2) 변비 대상자 간호

① 정상배변 습관 형성

    ㉠ 일정한 시간에 배변할 수 있도록 유도

    ㉡ 배변자세, 프라이버시 유지

② 수분 섭취 및 고섬유식이 권장

    ㉠ 2,000~3,000ml/일 수분 섭취

    ㉡ 이뇨효과가 큰 과일주스, 뜨거운 음료, 커피, 차 대신 물을 권장

    ㉢ 고섬유식이 : 과일, 채소, 곡류

③ 완화제 또는 하제 투여 ★

    ㉠ 부피형성 완화제 : 가스, 수분 등으로 덩어리를 증가시키고 변을 부드럽게 하여 배변을 유도(psyllium hydrophilic mucilloid)

    ㉡ 대변 연화제 : 물과 지방이 분변 속으로 침투하게 하여 변을 크고 부드럽게 함(액체 바세린)

    ㉢ 윤활제 : 장내에서 변을 부드럽게 하여 쉽게 통과하게 함(mineral oil)

    ㉣ 자극제 : 장점막 자극, 연동 운동 촉진, 수분 흡수 억제(bisacodyl dulcolax, 피마자 기름)

    ㉤ 식염성 삼투제 : 장에서 잘 흡수되지 않는 수용성 염(phospho-soda)으로 장내 수분의 증가로 배변 유도

④ 관장

⑤ 심혈관질환, 호흡기질환, 뇌압상승 대상자에게는 발살바 수기(Valsalva maneuver) 금지

2. 분변매복(Fecal impaction)

① 단단한 큰 대변덩어리가 배출되지 않고 직장 내에 쌓여 있는 상태
② 자발적으로 대변을 배출시킬 수 없음

(1) 원인

만성적인 변비, Barium enema, 탈수, 근육 약화 등으로 나타남

(2) 사정

윤활제를 묻힌 장갑 낀 손가락을 직장 내로 삽입

(3) 중재

기름정체관장, 청결관장 혹은 용수관장(finger enema : 손가락으로 대변 제거)

3. 장내가스(=고창, Flatulence)

장내가스의 과도한 축적으로 장이 늘어나고 팽만된 것

(1) 원인

① 음식의 빠른 섭취로 인해 과도한 공기를 삼킴
② 느린 연동운동
③ 장내 박테리아가 발효하면서 생성된 가스
④ 가스 형성 음식 섭취 : 양배추, 오이, 양파, 콩 등

(2) 중재 : 운동, 직장 내 삽관

4. 설사(Diarrhea)

장 내 자극성 물질의 제거를 위한 작용으로 대변의 경도 저하로 인해 수분이 많고 형태가 없는 변이 나옴

(1) 증상

① 물과 같은 대변의 급격한 배출
② 복부경련과 복통 수반함
③ 항문 주위 피부와 접촉 시 항문 통증
④ 수분과 전해질, 산-염기 불균형 동반 가능

(2) 원인

① 상한 음식의 섭취
② 심리적 스트레스
③ 하제, 항생제, 철분제제 등의 약물남용
④ 장질환 : 장염, 크론질환
⑤ 외과적 수술 등

(3) 중재

① 자극이 적은 음식 섭취와 생과일이나 채소 제한

② 수분과 전해질 불균형

　　㉠ 보리차, 물, 맑은 국 등으로 수분과 전해질 보충

　　㉡ 필요시 비경구 수분과 전해질 공급

③ 지사제 투여

④ 피부 간호

5. 변실금(Fecal incontinence)

① 항문괄약근의 대변이나 가스배출을 조절하는 능력이 상실되어 배변조절이 불가능한 상태

② 장기능은 정상이나, 근활동 손상이나 감각손상 등 신경계 변화로 인해 초래

(1) 증상

신체적 손상, 사회적 고립 초래 가능

(2) 원인

항문괄약근, 신경분포의 장애, 신경근육질환, 척수손상, 다발성 경화증, 외괄약근종양

(3) 중재

① 매일 비슷한 시간에 실금이 일어나는지 알기 위해 변실금 형태 관찰

② 변의를 느낄만한 시간 이전에 화장실에 가거나 변기를 준비함

③ 말이나 행동으로 환자의 변실금을 비난하지 않도록 보호자 교육

6. 치질(Hemorrhoid)

치핵이라고 하며, 항문 주위의 정맥이 이완되고 울혈된 상태

① 증상 : 배변 시 통증과 출혈을 동반

② 원인 : 만성 변비, 임신, 울혈성 심부전 등이 원인

UNIT 04　배변 간호

1. 직장 내 좌약(Suppository) 삽입

(1) 좌약(suppository)

체온에 의해 녹는 구형 또는 타원 형태의 알약으로 직장에 삽입함

(2) 목적

건조한 대변을 부드럽게 하며, 직장과 항문강의 벽을 자극시켜 대변의 배출을 증진

(3) 방법 ★★★

① 냉장고에 보관한 좌약을 준비(좌약은 차게 두어야 삽입하기 쉬우며 녹지 않음)

② 좌측 심스 체위 취하도록 함

③ 천천히 심호흡을 하게 함(근육이완 증진)

④ 뾰족한 부분을 앞으로 해서 좌약을 성인 10cm, 소아 5cm 정도 삽입

　(좌약은 괄약근 지나 시지의 길이만큼 삽입해야 빠져나오지 않음)

⑤ 대변 내로 좌약이 들어가지 않도록 함

　(좌약을 대변이 아닌 직장벽에 밀착시켜야 효과 나타남)

⑥ 식상 내로 약물이 잘 퍼지도록 15~30분 정도 좌약을 보유하고 있다가 배변하도록 교육

2. 관장(Enema) ★

직장과 S상 결장 내로 용액을 주입하는 것

(1) 목적

① 연동운동을 자극하여 배변 증진

② 수술이나 진단적 검사를 시행하기 전 대장 청결

③ 영양을 공급

④ 가스 제거

(2) 금기

① 장염, 장폐색 등과 같은 장 질환자는 관장으로 인해 장파열 등의 합병증 유발

② 관장액 주입 시 장천공, 출혈가능성, 장점막 괴사 및 손상 가능성 있을 시

③ 순환과잉, 수분중독증, 고칼륨혈증 환자

④ 장수술 및 부인과 수술 직후

⑤ 절대 안정 시(두개내압 상승, 급성 심근경색증 등)

(3) 관장의 종류 ★

① 청결관장(= 배출관장, Cleansing enema) ★★★★

　㉠ 목적 : 직장 내 대변 제거

　㉡ 청결관장용액의 종류

종류	양	작용기전	장점	단점
수돗물 (저장성)	500~1,000ml	결장 팽창, 연동운동 자극, 대변을 부드럽게	자극없이 직장질환자에도 사용가능	• 저장성 용액이라 수분중독증 유발함 • 심부전, 신부전 시 금기
생리식염수 (등장성)	500~1,000ml	결장 팽창, 연동운동 자극, 대변을 부드럽게	등장액으로 노인과 유아에게 사용가능	나트륨 정체 가능성
비눗물	500~1,000ml (물:비누=200:1)	• 직장팽만, 대변수화 • 국소 조직 자극	–	직장 점막에 화학적 자극
고장성 식염수	90~120ml	결장으로 수분 이동	관장 용액이 적어 피로와 통증 덜 느낌	수분·전해질 불균형 초래(저칼슘혈증, 고인산혈증, 탈수가능성 있음)

② 구풍관장(Carminative enema) ★

　　㉠ 장내 가스 배출시켜 가스로 인한 팽만 완화시킴

　　㉡ 50% magnesium sulfate 30cc+glycerine 60cc+물 90cc 혼합(온도 37.7~43.3℃)

③ 정체관장(Retention enema) ★

　　㉠ 정해진 시간 동안 관장액을 대장 내에 보유하는 관장(보유시간 30~60분)

　　㉡ 목적 : 배변, 투약, 체온하강, 수분과 영양소 공급, 구충 효과 등

④ 역류관장(return - flew enema = Harris flush)

　　㉠ 목적 : 연동운동을 자극하고 장내 가스를 제거하기 위해 사용

　　㉡ 준비물품 : 카테터, 관장용기, 윤활제 용액, 장갑

(4) 관장의 순서 ★★★

① 필요한 물품을 준비하고 관장용액을 따뜻하게 준비

　　㉠ 관장액 온도

　　　　• 성인은 40~43℃, 아동은 37.7℃ 정도가 적당함

　　　　• 뜨거운 용액은 장 점막에 손상을 입히고 통증을 유발

　　　　• 너무 찬 용액은 괄약근의 경련 유발

　　㉡ 관의 굵기

　　　　• 성인 : 22~30Fr

　　　　• 학령 전후 아동 : 14~18Fr

　　　　• 영아 : 12Fr

② 대상자를 확인하고 절차를 설명

③ 손을 씻은 후 장갑을 착용(내과적 무균술), 대상자의 프라이버시를 보호

④ 오른쪽 무릎을 구부린 좌측위 또는 심스체위를 취하도록 함(소아는 배횡와위)

⑤ 가까운 곳에 변기를 놓아두거나, 화장실이 비어있는지 확인

⑥ 천천히 심호흡을 내쉬도록 함으로써 이완되도록 한 뒤 윤활제를 바른 직장관을 직장 안으로 부드럽게 삽입하여 배꼽방향으로 밀어 넣음

⑦ 대상자가 복통을 호소하거나 용액이 관 사이로 빠져나올 경우 용기를 낮추거나 관을 잠금

⑧ 관장용기를 들어 용액이 들어가게 함(30~45cm), 용액을 지속적으로 천천히 주입, 용기를 너무 높이 들어 올리는 것은 주입속도를 빠르게 만들어 결장의 통증성 팽만을 일으킴 → 영아에게 높은 압력은 장 파열을 초래할 수 있음

⑨ 용액 주입이 끝날 때까지 튜브를 잡아 장 수축으로 직장 튜브가 빠져 나오지 않도록 함

⑩ 용액이 다 주입되었으면 관을 잠그고 항문에 있는 튜브 주위를 휴지로 막은 채 직장튜브를 제거

⑪ 팽만감이 있음을 설명, 가능한 5~10분 보유

⑫ 사용물품을 정리하고 손을 씻음

⑬ 추후 간호

　　㉠ 변과 배출액의 양상을 관찰하기 위해 변기의 물을 내리지 않도록 환자에게 교육함

ⓛ 배출된 변과 용액을 관찰, 기록하고 기대되지 않은 결과에 대해서는 의사에게 보고

ⓒ 심한 경련, 출혈 혹은 갑작스런 심한 복통 등이 발생하면 관장을 멈춤

UNIT 05   장루술 환자 간호

1. 장루 간호

(1) 목적

① 장루 주위의 피부 청결 유지

② 합병증을 예방하여 피부 통합성 증진

③ 대상자 스스로 자가 간호 할 수 있도록 함

(2) 장루 교환방법 ★

① 누공 주위 피부의 발적, 궤양, 자극 유무를 관찰

② 주머니는 1/3이나 1/2 정도 찼을 때 비우도록 함

③ 누공 주위의 피부를 중성 비누로 이용해 닦고 건조

④ 피부 보호판을 부착하기 전에 장루주위의 털을 면도하면 모낭염을 예방할 수 있음

⑤ 피부 보호제를 바르고 새 주머니를 부착

⑥ 한 번 붙인 피부보호막은 3~5일이 지나면 녹아서 새어나와 피부에 자극을 주므로 교환

⑦ 따뜻한 수돗물과 비누를 사용하여 장루 주머니를 세척

단원별 문제

01 섭취량과 배설량에 대해 측정하고 기록하고자 할 때 옳은 것은 무엇인가?

① 구토물은 실제 정확하게 측정하기가 어려우므로 배설량에 포함시키지 않는다.
② 대상자에게 섭취, 배설량을 측정하고 기록하게 하는 것은 부정확할 수 있으므로 가능한 삼간다.
③ 밥, 고형반찬 등은 구강섭취에 포함시키지 않는다.
④ 위관영양을 하고 있는 경우 영양액 주입 전·후 소량의 물은 섭취량에 포함하지 않는다.
⑤ 위장관 흡인이나 수술 후 튜브를 통한 배액 시에는 그 양을 정확히 측정해서 기록한다.

> **해설** [섭취량, 배설량 측정]
> (1) 섭취량
> ① 구강으로 섭취된 모든 액체
> ② 비위관, 공장루 feeding tube 통해 주입된 수분
> ③ 비경구적인 수분 섭취 및 피하조직이나 복막주입액 포함
> (2) 배설량
> ① 체외로 배출되는 모든 것을 말함
> ② 소변, 설사, 구토, 물, 위 흡인액, 흉부 튜브나 배액관을 통한 배출액 모두가 포함

02 다음 중 유치도뇨에 대한 설명으로 옳은 것은?

① 배뇨 후 잔뇨량을 측정하기 위해 필요하다.
② 무균적으로 소변 검사물을 받아야 하는 경우 필요하다.
③ 방광세척을 통하여 비뇨기계 감염을 예방 및 치료할 수 있다.
④ 유치도뇨관 제거 후 대상자에게 소변을 관찰할 필요가 없음을 알려준다.
⑤ 급성 방광팽만의 즉각적인 완화를 위하여 사용한다.

> **해설** 유치도뇨를 통한 방광세척은 방광을 씻어내거나 감염을 치료하기 위해 소독용액을 방광에 투입하는 것으로 철저한 무균술이 요구된다.
> ① 배뇨 후 잔뇨량 측정은 단순도뇨법을 이용한다.
> ② 소변 검사물을 무균적으로 받아야 하는 경우에는 단순도뇨법을 이용한다.
> ④ 유치도뇨관 제거 후 최소한 8~10시간 동안 섭취와 배설을 관찰한다.
> ⑤ 단순도뇨에 관한 설명이다.

정답 📷   01. ⑤   02. ③

03 관장용액을 주입하는 동안 대상자가 심한 복통을 호소한다면 간호사는 어떠한 행동을 취해야 하는가?

① 복부 마사지를 하며 용액을 계속 주입한다.
② 용액의 주입속도를 높여 관장을 빨리 끝낸다.
③ 대상자에게 둔부를 약간 움직이게 한다.
④ 일단 관장용액 주입을 멈춘다.
⑤ 심호흡을 하도록 하며 용액을 천천히 주입한다.

> **해설** 대상자가 관장 중에 심한 복통 등의 통증을 호소하는 경우에는 용액 주입을 우선 중단하고 의사에게 보고하도록 한다.

04 다음 배뇨와 관련된 설명 중 옳은 내용은 무엇인가?

① 요실금 : 밤에 소변이 자주 보고 싶어짐
② 배뇨곤란 : 소변 생산이 중단된 경우
③ 핍뇨 : 24시간 배설량이 400ml 이하
④ 야뇨 : 배뇨의 조절능력 상실
⑤ 무뇨 : 24시간 소변량이 200ml 이하

> **해설** ① 요실금은 배뇨의 조절능력이 상실된 것
> ② 배뇨곤란은 배뇨가 어렵거나 배뇨 시 불편감을 느끼는 상태
> ④ 야뇨는 밤에 소변이 자주 보고 싶어지는 것
> ⑤ 무뇨는 24시간 소변량이 100ml 이하인 것

05 다음 중 관장적용 금기 대상자가 아닌 경우는 무엇인가?

① 관장액 주입 시 장 천공, 출혈가능성, 장 점막 괴사 및 손상 가능성이 있을 때
② 장염, 장폐색 등과 같은 장 질환자
③ 순환과잉, 수분중독증 환자
④ 장 수술 및 부인과 수술 직후
⑤ 저칼륨혈증 환자

> **해설** 관장금기 대상자는 장염, 장폐색 등의 장 질환자로서 관장을 통해 장파열 등의 합병증이 유발되므로 관장이 금기된다.

06 다음 중 고칼륨혈증 시 환자에게 시행해야 하는 관장은?

① 글리세린 관장　　　　　　② 생리식염수 관장
③ 수돗물 관장　　　　　　　④ 인산나트륨 관장
⑤ Kayexalate 관장

> 해설　Kayexalate 관장은 양이온 교환 수지를 투여하여 다른 양이온과 장관 내 칼륨의 교환을 통해 칼륨을 대변으로 배출하게 하는 것으로 고칼륨혈증 시 시행한다.

07 내과적 문제로 3일째 병동에 입원 중인 45세 남자환자 박씨의 상태는 혈압 130/90mmHg, 맥박 80회/분, 호흡수 18회/분, 체온이 36.8℃이며 1일 소변량이 300ml이다. 박씨 환자의 문제로 가장 적절한 것은 무엇인가?

① 알도스테론 분비 과다
② 저산소증 발생
③ 소변배설 장애
④ 중추신경계 과다 흥분 유발 신호
⑤ 순환 장애

> 해설　비정상적 배뇨 형태를 보이는 소변배설 장애 중 무뇨는 24시간 소변량이 100ml 이하인 것이고 핍뇨는 24시간 소변량이 400ml 이하로 시간당 30ml 이하인 경우이다.

08 24시간 소변검사를 위해 월요일 오전 7시부터 화요일 오전 7시까지 24시간 소변을 모을 때 월요일 오전 7시에 배뇨한 환자의 소변의 처치에 대해 옳은 것은?

① 소변을 버려야 한다.
② 소변을 배양하기 위해 검사실로 보낸다.
③ 그 소변을 24시간 소변 수집병에 포함시킨다.
④ 소변을 실온에 보관한다.
⑤ 소변량의 1/2만 모은다.

> 해설　소변 검체물 수집에서 24시간 소변 수집 시 첫 소변은 버리고, 24시간 동안 마지막 소변까지 수집한다.

09 소아가 직장검사를 할 경우에 취해야 하는 적절한 체위는 무엇인가?

① 복위   ② 측위

③ 좌측위   ④ 배횡와위

⑤ 앙와위

해설 직장검사 시 성인의 경우 좌측위를 취하고 소아의 경우에는 배횡와위를 취하도록 한다.

10 다음 중 직장경 검사 시 간호중재로 가장 옳은 것은?

① 검사 시 체위나 내시경 삽입에 따른 불편감을 설명한다.

② 검사 전 24시간 동안 고섬유질 식이를 준다.

③ 검사 중에는 복위를 취한다.

④ 검사 당일 아침에는 관장을 하지 않는다.

⑤ 출혈이나 설사가 심한 경우 배출관장을 한다.

해설 직장경 검사는 슬흉위, 심스 체위를 취하도록 하고 항문조임근을 통해서 검사기구가 지나갈 때 심호흡을 하게 하여 이완을 유도한다.

11 다음 중 잔뇨량 측정하는 방법으로 가장 적절한 것은 무엇인가?

① 치골상 카데터를 이용하여 멸균뇨를 수집한다.

② 소변을 본 즉시 단순도뇨를 시행한다.

③ 소변주머니에서 소변을 채취한다.

④ 요의를 느끼면 유치도뇨관을 삽입한다.

⑤ 유치도뇨관에서 주사기로 뽑아낸다.

해설 잔뇨량은 배뇨 후 즉시 단순 도뇨관으로 시행하여 측정하도록 한다. 잔뇨량이 50ml 이상이면 유치도뇨관을 삽입하도록 한다.

12 다음 중 무의식환자의 효율적인 배뇨관리 방법으로 옳지 않은 것은?

① 단순도뇨   ② 피부간호

③ 발열, 혼탁뇨 관찰   ④ 유치도뇨

⑤ 청결 유지

해설 무의식환자의 경우 요정체를 예방하기 위해서 유치도뇨관을 삽입한다. 유치도뇨관 삽입환자는 감염위험이 높기 때문에 혼탁뇨나 발열 등 감염에 대한 관리를 해주어야 한다.

13 대변활동을 촉진하기 위해 직장좌약을 사용하는 경우 반드시 지켜야 할 사항은 무엇인가?

① 삽입 전 좌약을 체온과 비슷한 온도로 따뜻하게 한다.
② 직장벽에 닿도록 삽입한다.
③ 좌약이 배변 속에 삽입되도록 한다.
④ 좌약 삽입 즉시 화장실에 가도록 한다.
⑤ 좌약을 내항문괄약근과 외항문괄약근 사이에 삽입한다.

> **해설** [직장좌약 삽입]
> ① 좌약은 차게 두어야 삽입이 용이하다.
> ③ 좌약이 배변 속에 삽입되면 효과를 나타낼 수 없다.
> ④ 좌약 삽입 후 15~30분간 참도록 하여 직장 내에 약이 퍼지도록 한다.
> ⑤ 좌약은 직장벽에 닿게 삽입해야 한다.

14 유치도뇨를 제거하는 방법 중 가장 우선으로 시행해야 하는 것은?

① 유치도뇨 카데터를 고정했던 테이프를 제거한다.
② 배설량을 정확히 측정한다.
③ 유치도뇨 카데터를 고정하고 있는 풍선의 식염수를 뺀다.
④ 요도부위를 소독한다.
⑤ 유치도뇨 카데터를 제거한다.

> **해설** [유치도뇨관 제거 순서]
> 1. 도뇨관을 고정한 반창고 제거
> 2. 주사기로 카테터의 풍선 내 주입되어 있던 셀라인을 흡입
> 3. 요도구의 바깥 지점까지 카테터를 부드럽게 잡아당김
> 4. 요도구를 닦음
> 5. 제거 후 4시간 이내에 스스로 배뇨를 해야 함
> 6. 제거 후 8~10시간 동안 환자의 배뇨상태를 관찰하며 배뇨 시마다 배뇨량 측정

15 배변을 촉진하기 위한 방법으로 식후에 배변을 실시하도록 환자를 교육하는 이론적 근거는 무엇인가?

① 위-대장반사
② 복벽의 이완
③ 내항문괄약근의 이완
④ 외항문괄약근의 이완
⑤ 직장벽의 이완

> **해설** 위에 음식물이 들어가면 대장을 자극하여 배변욕구가 생기게 된다. 이로 인해 배변을 훨씬 수월하게 실시할 수 있다. 이것을 위-대장반사 운동이라고 하며 복부를 두드리거나 마사지, 복식호흡 등도 도움이 된다.

활동과 운동 요구

4

P A R T

CHAPTER 01

활동과 운동 요구 사정

기본간호학

UNIT 01 신체역학(Body mechanics)

1. 신체역학의 개념
① 신체를 기계 또는 운동의 도구로 사용하고자 하는 원리
② 신체의 효과적인 기능을 위하여 또한 적절한 균형과 자세와 신체선열(body alignment)을 유지하기 위해 근골격계와 신경계의 조정된 노력
③ 수평선과 수직선에 의한 신체의 한 부분과 다른 부분과의 관계
④ 올바른 신체선열은 최적의 근골격계의 균형과 움직임을 가능하게 하고 좋은 신체기능을 증진

2. 신체역학의 필요성
① 균형, 자세 및 신체선열을 유지하기 위한 근골격계와 신경계의 조정된 노력
② 필요성 : 근골격계 긴장 감소, 적절한 근긴장도 유지 및 신체 균형 이룸
③ 근골격계의 효과적 사용 ★★
  ㉠ 신체 균형 : 무게 중심이 낮을수록, 기저면이 넓을수록, 무게 중심을 지나는 수직선이 기저면을 통과할 때 신체 균형이 잘 이루어짐
  ㉡ 다리를 벌리고 서는 것이 붙이는 것보다 편하고, 서 있는 것보다 앉는 것이 편함
  ㉢ 신체역학을 잘 활용하면 신체 손상의 위험 감소와 근육군의 피로를 감소시킬 수 있음

UNIT 02 자세에 따른 올바른 신체선열 유지 ★

1. 선 자세
① 신체선열의 기본적인 자세 → 양팔은 옆에 붙이고 양발은 약간 벌림
② 중력중심은 골반중심에서 천골위치

③ 중심선은 두개골 중앙에서 발뒤꿈치 1/3 지점

④ 머리는 바르고 척추는 역 "S"자형

2. 앉은 자세

① 머리, 목, 척추는 곧은 열을 유지

② 둔부와 대퇴의 고른 체중분포

③ 고관절, 무릎, 발목은 90° 굴곡(양 대퇴부 수평)

④ 의자 가장자리와 오금 사이는 2.5~5cm를 유지

⑤ 팔은 팔걸이 혹은 책상에 올려 굴곡 유지

3. 누운 자세

① 앙와위 : 대퇴외회전과 손목, 발목의 굴곡 주의

② 측위 : 머리, 팔다리에 베개를 지지하여 어깨와 둔부의 긴장 감소

③ 복위 : 고개는 옆으로 하고 발목에 베개를 받쳐 줌(족저굴곡 방지)

④ 반좌위 : 팔꿈치 아래에는 베개를, 발에는 받침을 대어 첨족을 방지

UNIT 03　체위 변경

1. 안위를 위한 체위유지의 목적

① 편안하고 바른 자세의 유지

② 비정상적인 근육 긴장도, 근 위축, 구축 관절 예방

③ 배액 촉진

④ 폐 확장을 촉진하여 호흡용이

⑤ 압박에 의한 혈액 순환 장애, 욕창 예방

⑥ 뼈의 탈무기질화 방지

2. 체위 유지 위한 일반적 원리

① 해부학적 체위를 위한 기본은 좋은 신체선열의 유지임

② 관절은 약간 굴곡시키고 신전이 오래되지 않도록 함

③ 지속적 압력은 욕창을 유발하므로 적어도 2시간마다 체위를 변경시킬 것

④ 금기사항이 없는 한 매일 운동을 할 것

⑤ 체위 변경 시 관절이 움직이도록 하며 관절의 가동력을 이용한 ROM 운동을 함

⑥ 대퇴의 외회전 예방 : 대전자 두루마리(trochanter roll), 모래주머니 사용

1. 앙와위 : 등을 기저에 대고 바로 누운 자세
   ① 모든 체위의 기본, 휴식, 수면 및 척추마취 후 유지
   ② 안전하고 지지적인 침상을 제공하여 과도한 척추만곡과 둔부 굴곡을 예방한다.
   ③ 올바른 자세로 머리와 목을 지지하기 위해 상부 어깨와 목, 머리에 베개를 대줌
   ④ 상박을 몸 옆에 대고 전박을 약간 회내(pronate)시키도록 전박 아래에 베개를 대줌
   ⑤ 필요시에 돌돌만 수건이나 작은 베개를 요추만곡 아래에 대줌
   ⑥ 손-손목 지지대를 대주어 손가락의 굴곡과 엄지의 외전을 예방함
   ⑦ 족배굴곡을 유지할 수 있도록 발받침을 사용하거나 단단하게 발을 지지하여 <u>수족(footdrop)</u>
     예방

2. 복위 : 엎드려 눕는 체위

3. 측위 : 옆으로 누운 체위(오른쪽, 왼쪽) ★
   ① 등마사지, 기관분비물 배출을 체위변경 수행시 적용
   ② 머리와 목 아래에 베개를 대줌
   ③ 상박 아래에 베개를 대주고 전박이 굴곡되어야 편안한 자세가 유지됨
   ④ 필요시에는 1~2개의 베개를 서혜부에서 발까지 지지하여 대퇴의 내회전과 내전을 방지함
   ⑤ 양 어깨는 둔부와 선열을 유지하여 척추의 비틀림을 방지함
   ⑥ 머리 아래에 작은 베개를 반드시 대주어 구강분비물이 배액되지 못하도록 함

4. 반좌위 : 침상머리가 45~60° 상승

5. 좌위 : 똑바로 앉아있는 자세

6. 파울러 체위(Fowler's position) : 약 30° 올린 자세 ★★
   ① 호흡곤란, 배농관의 배액, 흉곽수술 후, 심장수술 후, 심장질환 시 적용
   ② 침요에 기대어 머리가 편안해질 수 있도록 하거나 작은 베개로 지지하여 목의 굴곡성과 경
     축을 예방
   ③ 등에 견고한 지지대를 사용
   ④ 침상이 꺾인 부위에 둔부를 바싹 대고 상체를 똑바로 세워서 과도한 척추만곡을 예방함
   ⑤ 어깨가 잡아당겨지지 않도록 전박을 올려 주며 베개로 지지하여 어깨의 탈구를 예방함
   ⑥ 팔꿈치와 함께 손을 약간 올려서 지지하여 손의 부종을 예방함

7. 트렌델렌버그 체위 : 앙와위에서 다리를 45° 높인 체위

8. 쇄석위 : 앙와위에서 발걸이에 발을 올려놓고 무릎을 굴곡시킨 체위

9. 배횡와위 : 앙와위에서 다리를 벌리고 무릎은 세운 체위

10. 슬흉위 : 가슴을 침대에 대고 무릎을 굴곡시킨 체위

UNIT 05 운동의 종류와 원리

1. 산소 소모에 따른 운동의 분류

(1) 유산소 운동

① 운동하는 동안 산소 소모가 증가하는 운동

② 인체가 산소를 최대로 이용할 수 있는 능력을 증가시키는 것

③ 보행, 달리기, 수영 등

(2) 무산소 운동

① 운동하는 동안 산소 소모가 최소인 운동

② 단시간에 큰 힘을 내는 운동

③ 근력훈련을 통해 근육군의 크기와 힘을 향상시키는데 목적이 있음

④ 역도, 단거리 달리기 등

2. 근육수축 정도에 따른 분류 ★★

(1) 등척성 운동(Isometric exercise) : 정적인 운동

① 근육의 길이의 변화 없이 근육 긴장이 증가하는 근육강화 운동

② 부동대상자의 근력유지 등에 유용

③ 흔히 무산소 운동, weight 운동을 의미하며, 물구나무서기, 벽 밀기 등이 해당됨

④ 근경축과 정맥울혈 예방

(2) 등장성 운동(Isotonic exercise)

① 운동속도는 상관없이 일정한 무게의 부하로 움직이는 운동으로 근육의 힘과 강도를 증대시키는 운동

② 근육의 길이가 감소하거나 증가하는 근육의 활동이 있으며 운동을 하는 동안 장력이 변하지 않는 수축을 하게 됨

③ 관절가동범위(ROM)운동, 유산소 운동, 아령 들기, 팔굽혀 펴기, 수영, 달리기, 자전거 타기 등

3. 운동주체에 따른 분류

(1) 능동운동 : 본인이 스스로 근육의 강도를 유지하는 운동

(2) 수동운동

① 운동제공자가 관절가동범위를 움직여 수동적으로 운동 실시

② 관절 운동의 유연성을 유지하기 위한 운동

③ 근육수축이나 근육 강도의 유지는 되지 않음

1. 운동으로 인한 효과 ★

(1) 심혈관 기능

① 심근 수축력 증가, 심박출량 증가

② 정맥 귀환량 증가, 심박동수와 혈압의 증가(장기간 운동 시 혈압 하강)

(2) 호흡 기능

① 호흡수와 깊이의 증가

② 폐용적 및 최대 환기량의 증가, 폐 확산능력의 증가

(3) 신진대사 기능

① 혈중 포도당과 축적된 글리코겐, 지방산의 분해와 이용의 증가

② 식욕증가, 장내 긴장도 증가로 소화와 배설이 향상

(4) 근골격 기능

① 근육의 규칙적인 수축과 이완증가, 관절의 가동성 증가

② 뼈 밀도의 증가, 신경 전달 효율성의 증가

(5) 위장 기능

① 식욕증가, 장 기능 항진, 소화 배설 촉진

② 체중 조절

(6) 면역 기능

면역기능의 향상, 항산화 능력의 향상, 피부 통합성의 유지

(7) 사회 심리적 기능

스트레스 대처능력 증가, 자아개념의 향상

2. 부동이 인체에 미치는 영향 ★★★★★

(1) 심혈관 기능

① 기립성 저혈압 : 정맥혈의 정체와 정맥 귀환량 감소로 인해 심박출량이 감소하여 저혈압 유발

② 심장 과부담 : 하지에 정체되어 있는 혈액을 귀환시키기 위한 심장 노력이 필요함

③ 혈전형성 : 정맥혈 정체 및 뼈에서 칼슘이 유리되어 과잉응고능력을 갖게 됨

(2) 호흡 기능

① 환기량 감소 : 부동으로 폐 확장이 저하되고 호흡근이 약화됨

② 산 염기 불균형 : 환기량 저하로 O_2 부족 및 CO_2 정체가 유발되어 호흡성 산독증이 유발

③ 침강성 폐렴 : 폐의 확장이 저하되고 호흡근이 약화되어 호흡분비물이 증가되고 약한 기침을 하게 됨

(3) 근골격기능

① 근육량 상실 : 근육을 사용하지 않으므로 근육 크기가 줄어들고 위축됨

② 관절경축 : 근육의 위축, 근섬유의 단축으로 관절이 굴곡되고 고정되어 ROM 감소

③ 골다공증 : 뼈의 재흡수를 증가시키고 뼈에서 칼슘을 방출하여 혈액 속으로 빠져나와 뼈의 치밀성이 감소되어 병리적 골절 위험 증가

(4) 피부 기능

피부손상과 욕창 위험성(피부압력은 조직의 순환을 감소시키거나 방해함으로써 세포대사에 영향을 미침)

(5) 배뇨/배변 기능

① 요정체 : 부동으로 인해 중력에 의한 완전한 소변배출이 어려움

② 신결석 : 칼슘대사변화로 인해 고칼슘혈증 초래

③ 요로 감염 위험 : 소변 정체

④ 장 연동운동의 감소 : 만성 변비 초래

(6) 사회, 심리적 기능

기대역할을 충족시키지 못함으로 인한 자아개념의 손상, 사회적 상호작용의 기회 감소, 우울감, 스트레스로 인한 수면양상의 변화 등

3. 부동환자 간호중재 ★★

① 올바른 신체선열을 유지할 것 : 허리와 대퇴 사이에 두루마리를 사용하여 지지, 손에 두루마리를 쥐어줄 것, 한 명의 대상자를 세 명의 간호사가 함께 동시에 이동시킴

② 심호흡, 기침을 격려하여 환자의 호흡기능 유지 증진시킬 것

③ 규칙적인 체위변경으로 피부욕창이 생기는 것을 막을 것

④ 하루 3회 이상 ROM운동을 실시하여 관절이 변형되는 것을 막을 것

⑤ 등척성 운동을 실시하여 근육의 힘을 기를 것

⑥ 기타 : 장기간 침상 안정을 취했던 대상자에게 허약감이나 어지러움이 나타날 수 있으므로 보행시 짧은 거리부터 시작함. 거리가 길수록 의자를 이용하여 대상자가 쉴 수 있도록 함

🦴 UNIT 07 관절가동범위 운동(Range of Motion; ROM)

1. 정의
① 동통을 유발하지 않고 신체 각 관절에서 실시할 수 있는 가능한 최대 운동범위
② 개개인에 따라 다양하며 나이가 들수록 감소함

2. 목적
관절의 경축 예방과 부동환자의 관절 운동성 및 유연성 유지 목적

3. 관절가동범위 운동 종류

(1) 능동적 관절 가동범위 운동

① 근육을 수축하여 근육의 힘, 형태, 크기를 유지
② 관절 가동성을 도모하며 불용성 위축이나 경축 방지
③ 대상자가 스스로 시행하는 ROM운동

(2) 수동적 관절 가동범위 운동

① 관절의 강직과 경축을 방지하며, 가동성을 유지하기 위해 간호사가 대상자에게 시행
② 운동하는 사지 관절의 위와 아래를 지지하여 시행(근육 피로나 손상 방지)
③ 수동적 관절 가동범위 운동은 각각 3~5회씩 반복 실시

(3) 저항운동 : 저항에 대항하여 대상자가 시행하는 등역학 운동

(4) 능동적 보조적 가동범위 운동 : 대상자가 능동적 운동을 할 수 있는 사지를 이용해 약한 팔, 다리의 운동을 지지하는 운동

4. 관절의 움직임 ★★★
① 굴곡(Flexion) : 두 관절 사이의 각도를 감소시키는 것으로 구부리는 것
② 신전(Extension) : 두 관절 사이의 각도를 180°까지 증가시키는 것으로 일직선이 된 상태
③ 과신전(Hyperextension) : 두 관절 사이의 각도를 180° 이상 증가시키는 것
④ 외전(Abduction) : 몸의 중심에서 멀어지도록 신체의 일부를 측면으로 움직임
⑤ 내전(Adduction) : 몸의 중심으로 가까워지도록 신체의 일부를 움직임
⑥ 회전(Rotation) : 관절 중심축을 따라 신체를 옆쪽으로 돌리는 것
⑦ 외회전(External rotation) : 몸의 중심축으로부터 멀어지도록 신체를 밖으로 돌리는 것
⑧ 내회전(Internal rotation) : 몸의 중심축을 향해 신체를 안으로 돌리는 것
⑨ 휘돌림(Circumduction) : 뼈의 근위부는 고정된 채 사지 원위부가 원을 그리는 운동
⑩ 회내(Pronation) : 손바닥을 아래로 향해 돌리는 것
⑪ 회외(Supination) : 손바닥을 위로 돌리는 것
⑫ 족저굴곡(Plantar flexion) : 발바닥을 향해 발을 구부리는 것
⑬ 족배굴곡(Dorsiflexion) : 발등을 향해 발을 구부리는 것
⑭ 내번(Inversion) : 발바닥이 신체의 중심쪽으로 향한 상태
⑮ 외번(Eversion) : 발바닥이 신체의 바깥쪽으로 향한 상태

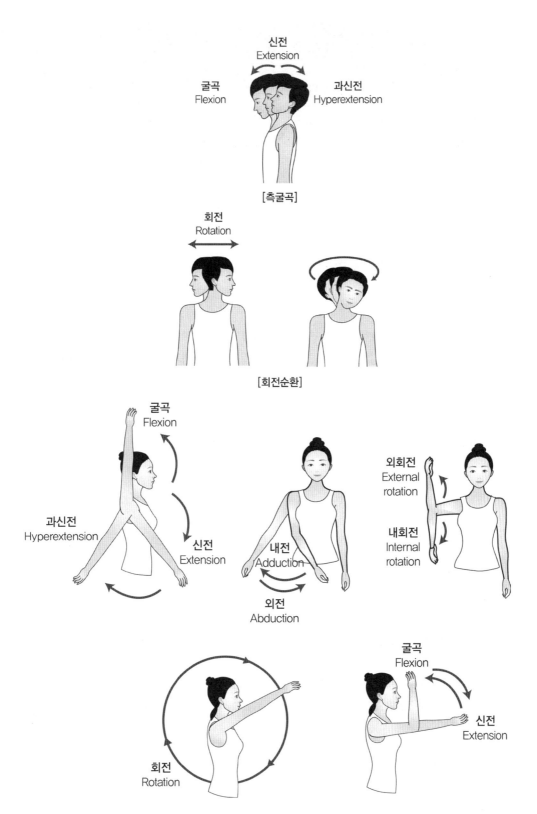

신전
Extension

굴곡
Flexion

과신전
Hyperextension

[측굴곡]

회전
Rotation

[회전순환]

굴곡
Flexion

과신전
Hyperextension

신전
Extension

외회전
External
rotation

내회전
Internal
rotation

내전
Adduction

외전
Abduction

굴곡
Flexion

신전
Extension

회전
Rotation

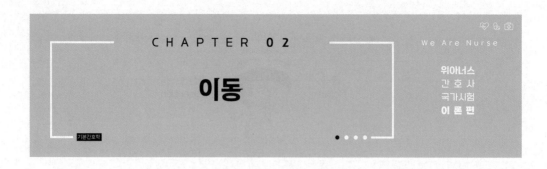

CHAPTER 02

We Are Nurse

위아너스
간 호 사
국가시험
이 론 편

기본간호학

이동

UNIT 01 　대상자의 보행보조

1. 보행기

① 보행기 중앙에 서서 보행기의 손잡이를 잡을 것

② 대상자의 체중이 건강한 다리에 의해 지탱되는 동안 보행기와 약한 다리를 함께 앞으로 15~20cm 가량 옮김

③ 대상자의 체중이 약한 다리와 보행기에 의지한 양팔에 의해 지탱되는 동안 건강한 다리를 앞으로 옮김

④ 보행 전 팔굽혀 펴기, 평행대 운동 등으로 어깨와 상박의 근육운동을 시행

2. 목발

(1) 목발의 길이 측정

① 서 있는 자세 : 목발 끝이 액와 전면에서 발 옆쪽과 앞쪽의 15cm 되는 지점

② 누워 있는 자세 : 액와 전면에서 발뒤꿈치 측면까지의 길이 +2.5cm

(2) 목발 사용방법

① 손목, 손바닥, 팔로 체중을 지탱함

② 목발에 기대지 않도록 주의해야 함 → 액와에 체중이 부하되면 목발마비(Crutch palsy)가 올 수 있음

③ 액와에 접하는 부위에 솜이나 고무를 대어 줌

④ 굽이 낮고 편한 신발을 착용할 것

3. 목발보행

(1) 삼각위치(Tripod position)

목발의 위치가 발에서 앞쪽으로 15cm, 옆으로 15cm 떨어진 곳을 이은 삼각형을 의미하며 기저면을 넓혀주고 대상자의 균형을 좋게 함

(2) 삼각위치에서 대상자의 신체선열

머리와 목은 똑바로 하고, 척추는 반듯하며 둔부와 무릎은 신전되어야 함

가. 4점 보행(4 Point gait)
  ① 항상 3개의 지지점이 있어 가장 안전한 보행법
  ② 두 다리 모두에 체중을 지탱할 수 있는 대상자
  ③ 오른쪽 목발 → 왼쪽 발 → 왼쪽 목발 → 오른쪽 발 순으로 나감

나. 3점 보행(3 Point gait) ★
  ① 한 다리에 체중을 지탱할 수 있는 대상자
  ② 다른 쪽 다리는 지탱할 수 없지만 균형을 잡아줌
  ③ 2개의 목발과 이환된(약한) 다리를 앞으로 내밈
  ④ 건강한 다리를 앞으로 옮김

다. 2점 보행(2 Point gait)
  ① 2점 보행은 4점 보행보다 빠름
  ② 체중을 두 점이 지탱하므로 좀 더 많은 균형이 필요함
  ③ 왼쪽 목발과 오른쪽 발 → 오른쪽 목발과 왼쪽 발

라. 그네 보행(Swing-to)
  ① 다리와 둔부의 마비를 가진 대상자
  ② 양쪽 목발 모두를 앞으로 옮김
  ③ 목발에 체중을 의지하고 양 발을 들어서 목발까지 옮김
  ④ 빨리 갈 수 있으나, 넘어지기 쉬운 보행법

(3) 목발로 계단 오르기

① 건강한 다리를 먼저 위쪽 계단에 올림
② 그 다음 목발과 약한 다리를 위쪽 계단의 건강한 다리 옆에 둠

(4) 목발로 계단 내려오기

① 건강한 다리에 체중을 의지
② 목발과 약한 다리를 먼저 아래 계단으로 옮기고 체중을 목발로 이동
③ 건강한 다리로 아래 계단의 목발까지 내려옴

🔬 UNIT 02　대상자 이동법

1. 대상자 이동 시 신체역학의 원리 적용 ★★★
① 적절한 신체선열로 신체운동 시작
② 가능한 한 대상자 가까이에서 지지
③ 중력선이 기저부위 바깥에 위치할 때는 당기는 것, 뻗는 것, 꼬이는 것을 피함, 중력 중심선이 기저면을 통과할 때 안전함
④ 기저면을 넓게 하고 관절을 굴곡시켜 안정성을 증가(30cm 정도 두 다리를 벌린 자세)
⑤ 침상의 높이를 허리정도로 조절 : 중력중심이 낮을수록 안전
⑥ 두 팔과 다리에 무게를 할당하여 등의 피로를 감소시킴
⑦ 들어올릴 때 둔부와 다리의 근육을 사용 → 무릎과 둔부를 구부린 자세
⑧ 움직이는 방향으로 향하도록 하여 척추의 비틀림을 방지함
⑨ 밀기보다는 잡아당기도록 함
⑩ 지렛대의 원리를 이용하여 팔을 사용함
⑪ 근육의 활동과 휴식을 교대로 실시함

2. 대상자 이동 시 주의사항 ★
① 진단명과 환자의 운동능력 및 움직임의 허용정도를 알아야 한다.
② 간호사를 돕기 위해서 환자가 할 수 있는 범위를 설명한다.
③ 이동 전에 사고의 위험이 없도록 세심하게 계획한다.
④ 통증 시 편안히 이동을 시키기 위해 처방된 진통제를 투여한다.
⑤ 손상을 막기 위해 신체역학의 원리를 적용한다.
⑥ 이동 중 피부의 마찰을 유발하는 원인을 제거한다.
⑦ 신체를 부드럽고 율동적인 동작으로 움직여준다.
⑧ 편마비 환자의 보행 보조 시 마비가 있는 쪽에서 지지하도록 한다.
⑨ 편마비 환자를 침대에서 휠체어로 이동시킬 때 환자의 무릎을 지지하면서 환자를 바닥에 세운다.

단원별 문제

01 다음 중 환자가 측위를 취했을 때 신체선열을 유지하기 위한 중재로 옳은 것은?

① 머리 아래에 작은 베개를 댄다.
② 옆구리 아래에 베개를 댄다.
③ 양어깨와 엉덩이 선이 수평이 되도록 한다.
④ 고관절과 무릎은 최대한 신전시킨다.
⑤ 목과 발목은 신전시킨다.

해설 [신체선열(body alignment)]
1. 신체선열이란 수평선과 수직선에 의한 신체의 한 부분과 다른 부분과의 관계를 의미한다.
2. 올바른 신체선열은 최적의 근골격계의 균형과 움직임을 가능하게 하고 좋은 신체기능을 증진시킨다.
3. 측위는 천골의 압박을 줄이기 위해 사용되며 앙와위보다 음식섭취와 배액이 용이하다.
4. 측위는 머리와 목 아래에 베개를 대주어 목의 측굴곡을 예방한다.

02 등척성 운동(isometric exercise)의 설명으로 가장 옳은 것은?

① 대퇴 사두근, 둔근 강화
② 일정한 무게의 부하로 움직이는 운동
③ 근위축과 굴곡예방
④ 근육의 길이가 감소하거나 증가
⑤ 운동을 하는 동안 장력이 변하지 않고 수축

해설 [등척성 운동(Isometric exercise)]
1. 등척성 운동은 정적인 운동으로 근육의 길이는 변화 없이 근육 긴장이 증가한다.
2. 부동대상자의 근력유지 등에 유용하다.
3. 흔히 무산소 운동, weight 운동을 의미함, 물구나무서기, 벽 밀기 등을 의미한다.

03 다음 중 증상 및 원인에 따른 대상자의 체위가 바르게 연결된 것은 무엇인가?

① 쇄석위-쇼크
② 잭나이프-뇌압상승
③ 슬흉위-비위관 삽입
④ 파울러씨 체위-호흡곤란
⑤ 복위-요추천자

> **해설** [체위]
> ① 트렌델렌버그 체위 – 쇼크
> ② 반좌위 – 뇌압상승
> ③ 좌위 – 비위관 삽입
> ⑤ 잭나이프 체위 – 요추천자

04 다음 환자에게 적용할 수 있는 간호중재는 무엇인가?

> 35세 남자환자는 교통사고로 왼쪽 대퇴관절에 외과적 수술을 받은 후 대퇴관절 견인장치를 하고 있다. 이 환자의 왼쪽 다리 근육의 힘과 긴장도를 유지시키기 위한 운동이 필요한 상황이다.

① 유산소운동
② 등장성(isotonic) 운동
③ 등척성(isometric) 운동
④ 능동성 ROM
⑤ 수동성 ROM

> **해설** 등척성 운동은 근섬유의 긴장을 증대시키는 운동으로 근육 강화에 효과가 있으며, 근경축과 정맥울혈을 예방할 수 있다.

05 한 명의 환자를 세 명의 간호사가 함께 이동시킬 때에는 가능한 동시에 해야 한다. 이렇듯 환자를 동시에 함께 이동시킬 때, 적용되는 이론적 근거는 무엇인가?

① 환자의 수동적 관절운동을 하기 위해
② 환자의 체위성 저혈압을 예방하기 위해
③ 환자의 낙상을 예방하기 위해
④ 환자의 신체선열을 유지하기 위해
⑤ 침상과 신체 사이의 마찰을 줄이기 위해

> **해설** 환자를 여러 간호사가 함께 이동시킬 때에는 환자의 신체선열을 유지하기 위해 동시에 이동하도록 한다. 그렇지 않은 경우 환자의 신체선열이 무너져 손상을 줄 수 있기 때문에다.
> [신체선열(body alignment)]
> • 수평선과 수직선에 의한 신체의 한 부분과 다른 부분과의 관계
> • 올바른 신체선열은 최적의 근골격계의 균형과 움직임을 가능하게 하고 좋은 신체기능을 증진

06 주간 침상안정을 취하던 환자가 보행연습을 처음 시도 할 때에 간호사가 '신체 손상 위험성'이라는 진단을 내렸다. 이러한 간호진단을 내린 이유 중 가장 옳은 것은?

① 혈전 형성
② 기립성 저혈압
③ 폐 확장의 제한
④ 폐 분비물의 정체
⑤ 피부압박

해설 [부동의 영향]
1. 오랫동안 침상에 누워있던 환자가 보행을 시도하게 될 때 기립성 저혈압이 발생할 수 있다.
2. 장기간의 안정은 정맥혈의 정체를 가져오고 정맥 혈류량이 감소하게 되어 저혈압을 유발하고 어지러움 등이 나타나게 된다.

07 다음 중 편마비 환자가 보행기를 이용하여 보행을 하려고 할 때 관찰해야 하는 항목에 해당하지 않는 것은?

① 일어나기 전에 침상에서 보행력을 관찰한다.
② 걸을 때 심호흡을 해서 폐를 확장시킨다.
③ 보행기 사용법을 교육한다.
④ 간호사는 환자의 뒤에서 지지한다.
⑤ 필요 시 보행벨트를 이용하여 잡아 준다.

해설 [보행기를 이용한 보행 방법]
1. 보행기 중앙에 서서 보행기의 손잡이를 잡을 것
2. 대상자의 체중이 건강한 다리에 의해 지탱되는 동안 보행기와 약한 다리를 함께 앞으로 15~20cm 가량 옮김
3. 대상자의 체중이 약한 다리와 보행기에 의지한 양팔에 의해 지탱되는 동안 건강한 다리를 앞으로 옮김
4. 보행 전 어깨와 상박의 근육운동(팔굽혀 펴기, 평행대 운동)
5. 팔만 잡아 지지하게 되면 대상자가 넘어질 때 체중을 지탱하기 어렵기 때문에 보행벨트를 이용하여 잡아주도록 한다.
6. 편마비 환자의 보행보조 시 간호사는 환자의 환측(약한 부위)쪽에 서서 지지하도록 한다.

08 간호사가 물체를 들어 올릴 때 둔부와 다리의 근육을 사용하는 것은 어떤 원리인가?

① 기저면이 넓을수록 안정성이 높아진다.
② 굴리는 것은 들어 올리는 것보다 적은 힘이 든다.
③ 강한 근육군을 사용할수록 근력은 크고 근육의 피로와 손상을 막는다.
④ 무게중심이 낮을수록 안정성이 높아진다.
⑤ 중력선이 기저면을 지나면 물체는 평형을 유지한다.

해설 근육군이 강할수록 더욱 안전하게 많은 일을 할 수 있으며, 길고 강한 근육인 대퇴직근을 사용하게 된다.

09 대상자가 목을 앞으로 숙이는 것은 어떤 관절가동범위인가?

① 굴곡　　　　　　　　② 신전
③ 외전　　　　　　　　④ 내전
⑤ 회내

해설 관절가동범위에서 목을 앞으로 숙임으로 목 관절 사이의 각도가 감소되는 것은 굴곡이라고 한다. 신전은 펴는 운동이고 외전은 몸의 중심에서 멀어지는 것이다.
[관절의 가동범위]
1. 굴곡(Flexion) : 두 관절 사이의 각도를 감소시키는 것으로 구부리는 것
2. 신전(Extension) : 두 관절 사이의 각도를 180°까지 증가시키는 것으로 펴는 것
3. 과신전(Hyperextension) : 두 관절 사이의 각도를 180°이상 증가시키는 것
4. 외전(Abduction) : 몸의 중심에서 멀어지는 것
5. 내전(Adduction) : 몸의 중심으로 가까워지는 것
6. 회전(Rotation) : 중심축을 따라 옆쪽으로 돌리는 것
7. 외회전(External rotation) : 몸의 중심축으로부터 멀리 밖으로 돌리는 것
8. 내회전(Internal rotation) : 몸의 중심축을 향해 안으로 돌리는 것
9. 휘돌림(Circumduction) : 근위부는 고정되고 원위부가 원을 그리는 운동
10. 회내(Pronation) : 손바닥을 아래로 향해 돌리는 것
11. 회외(Supination) : 손바닥을 위로 돌리는 것
12. 족저굴곡(Plantar flexion) : 발바닥을 향해 발을 구부리는 것
13. 족배굴곡(Dorsiflexion) : 발등을 향해 발을 구부리는 것
14. 내번(Inversion) : 중심축을 향해 발바닥을 돌리는 것
15. 외번(Eversion) : 중심축에서 멀리 발바닥을 돌리는 것

10 대상자 보행에 대한 다음의 설명 중 옳지 않은 것은?

① 보행을 시작하기 전에 대상자의 보행에 대한 능력과 도움을 필요로 하는 정도를 사정한다.
② 대상자가 기립성 저혈압이 있는지 사정하고 어지럽다고 호소하면 즉시 대상자를 앉힌다.
③ 목발보행 시 액와 목발의 길이는 대상자의 전 액와 밑에서 손가락 3개 정도의 너비만큼 떨어진 곳에서부터 대상자의 발뒤꿈치에서 바깥쪽으로 15cm 떨어진 지점까지로 한다.
④ 대상자가 목발을 사용하는 동안 체중의 지지는 액와 부위로 해야 한다.
⑤ 3점 보행 시 양쪽 목발과 약한 다리를 앞으로 옮긴 후 건강한 다리를 앞으로 옮긴다.

해설 ④ 목발을 사용하는 동안 액와의 신경손상을 예방하기 위해 체중의 지지를 액와에 하는 것이 아니라 손과 팔로 한다.

11 이불을 너무 단단히 잡아당긴 채 침요 밑으로 다리를 넣었을 때 일어날 수 있는 장애는 무엇인가?

① 다리 부종　　② 혈전성 정맥염
③ 족저굴곡　　④ 욕창
⑤ 대퇴의 외회전

해설 족저굴곡(Plantar flexion) : 발바닥을 향해 발을 구부리는 것으로 이를 예방하기 위해서는 발 지지대(foot Board)를 사용해야 한다.

12 장시간 침상 안정을 취했던 환자가 병동을 산책하고 있던 중 갑자기 어지러움을 호소하면서 쓰러질 것 같다고 하였다. 이 대상자에게 즉시 적용해야 할 중재로 옳은 것은?

① 가까이 있는 의자에 앉힌다.
② 병실까지 부축한 후 침대에 눕힌다.
③ 잠깐 벽에 기대서서 쉬게 한다.
④ 복도 바닥에 일단 눕혀서 쉬게 한다.
⑤ 운동을 중지하고 이틀 동안 절대안정을 취하게 한다.

해설 [부동환자의 운동]
장기간 침상 안정을 취했던 대상자에게 허약감이나 어지러움이 나타날 수 있으므로 보행을 시작할 때는 짧은 거리부터 시작하도록 하고 거리가 길수록 의자를 이용하여 대상자가 쉴 수 있도록 한다.

13 목발의 체중은 어디에 실어야 바람직한가?

① 액와 ② 어깨
③ 팔꿈치 ④ 손과 팔
⑤ 손목

> **해설** [목발보행 방법]
> 체중이 액와부에 실리게 되면 액와의 상완신경총이 손상을 받을 수 있으므로 이를 예방하기 위해서 액와로
> 부터 목발이 떨어져 있어야 한다. 그러므로 체중은 액와부에 실리는 것이 아니라 손과 팔에 실려야 한다.

14 다음 체위에 대한 기본지침 중 가장 옳은 것은?

① 체위변경은 매일 1회씩 시행한다.
② 관절은 약간 굴곡 시키도록 한다.
③ 체위변경 시 가능한 관절이 움직이지 않도록 주의한다.
④ 관절의 신전은 최대한 오랜 시간동안 유지한다.
⑤ 대퇴의 내회전을 예방하기 위하여 대전자 두루마리를 사용한다.

> **해설** [체위 유지 위한 일반적 원리]
> 1. 해부학적 체위를 위한 기본은 좋은 신체선열을 유지하는 것이다.
> 2. 관절은 약간 굴곡시키고 신전이 오래되지 않도록 한다.
> 3. 지속적인 압력은 욕창을 유발하므로 적어도 2시간마다 체위 변경시켜야 한다.
> 4. 금기사항이 없는 한 매일 운동을 하도록 한다.
> 5. 체위 변경 시 가능한 한 관절이 움직이도록 하며 관절의 가동력을 이용한 ROM 운동을 한다.
> 6. 대퇴의 외회전 예방을 위해 대전자 두루마리(trochanter roll)나 모래주머니를 사용한다.

15 무거운 물체를 들고 방문 손잡이를 돌릴 때 통증이 느껴졌다. 이때 사용한 손목의 관절가동범위
는 무엇인가?

① 회외 ② 굴곡
③ 내전 ④ 외전
⑤ 신전

> **해설** 회외(supination)는 전완이 중립상태에서 손바닥이 위쪽으로 향하게 바깥쪽으로 돌아가는 동작을 말한
> 다. 방문 손잡이를 돌릴 때 전완은 중립상태를 기점으로 바깥쪽으로 돌기 때문에 회외를 한다.

16 목발로 계단을 오르내릴 때의 설명으로 옳은 것은?

① 계단을 오를 때 건강한 다리를 먼저 위쪽 계단에 올린다.
② 계단을 오를 때 환측 나리를 위쪽 세단에 먼저 올린 후 목발과 건강한 나리를 위쪽 계단의 환측 다리 옆에 나란히 둔다.
③ 계단을 내려올 때 액와부위에 체중을 의지한다.
④ 계단을 내려올 때 목발과 건강한 다리를 아래로 먼저 옮긴다.
⑤ 계단을 오를 때 건강한 다리에 체중을 유지한다.

> **해설** 목발을 사용하여 계단을 오를 때는 건강한 다리를 먼저 위쪽 계단에 올린 후 그 다음 목발과 약한 다리를 위쪽 계단의 건강한 다리 옆에 두도록 교육한다.

17 다음의 경우에 가장 적절한 간호진단은 무엇인가?

> 교통사고로 척수가 손상되어 응급실에 내원한 환자가 있다. 환자의 키는 160cm이며 몸무게가 80kg으로 간호사가 체위 변경을 실시하고 피부순환을 확인하였다.

① 부동과 관련된 감염 위험성
② 부동과 관련된 피부손상 위험성
③ 척수 손상과 관련된 운동 지속성 장애
④ 교통사고와 관련된 혈액 순환 장애 위험성
⑤ 교통사고와 관련된 수분 전해질 장애

> **해설** 현존하는 문제를 실제적인 진단으로 보아야 한다. 환자는 척추가 손상되었으며 부동의 상태를 유지해야 하는 상황이다. 더불어 체중이 과다를 넘어선 비만이라는 객관적 자료가 확인되었다. 이에 부동과 관련된 피부손상 위험성에 대한 진단을 내리는 것이 적절하다.

18 침상 안정 중인 와상환자에게 근력을 유지하기 위해 시켜줄 수 있는 운동은 무엇인가?

① 저항 운동   ② 등척성 운동
③ 등장성 운동   ④ 등역학 운동
⑤ 수동관절범위 운동

> **해설** 등척성 운동은 근육의 길이는 변화 없이 근육 긴장이 증가하는 운동을 말한다.

19 한 달이 넘는 기간동안 침대에서 절대안정을 취하고 있는 대상자에게 나타날 수 있는 간호 문제는 무엇인가?

① 고혈압   ② 신결석
③ 다뇨   ④ 환기량 증가
⑤ 심장의 부담 감소

해설 [부동의 영향]
1. 심혈관 기능
  ㉠ 기립성 저혈압 : 정맥혈 정체와 정맥 귀환량 감소로 인해 심박출량이 감소하여 저혈압 유발
  ㉡ 심장 과부담 : 하지에 정체되어 있는 혈액을 귀환시키기 위한 심장 노력이 필요함
  ㉢ 혈전형성 : 정맥혈 정체 및 뼈에서 칼슘이 유리되어 과잉응고능력을 갖게 됨

2. 호흡기능
  ㉠ 환기량 감소 : 부동으로 폐 확장 저하되고 호흡근 약화됨
  ㉡ 산 염기 불균형 : 환기량 저하로 O_2 부족 및 CO_2 정체 유발되어 호흡성 산독증 유발
  ㉢ 침강성 폐렴 : 폐의 확장 저하되고 호흡근 약화되면 호흡분비물 증가되고 기침 약해짐

3. 배뇨/배변기능
  ㉠ 요정체 : 부동으로 인해 중력에 의한 완전한 소변배출이 어려움
  ㉡ 신결석 : 칼슘대사변화로 인해 고칼슘혈증 초래
  ㉢ 요로 감염 위험 : 소변 정체
  ㉣ 장 연동운동의 감소 : 만성 변비 초래

안위 요구

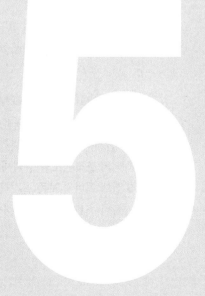

PART

CHAPTER 01

We Are Nurse

위아너스
간 호 사
국가시험
이 론 편

수면과 휴식 사정 및 간호

기본간호학

UNIT 01   수면

1. 수면의 기능
① 피로 감소
② 정서적 안정감
③ 뇌의 혈류공급 증가
④ 단백질 합성 증가
⑤ 질병에 저항하는 면역체계 유지
⑥ 세포 성장 및 복구 촉진
⑦ 학습 능력 및 기억력 증가

2. 수면주기
• 수면주기는 NREM수면 4단계와 REM수면으로 구성됨
• 수면주기의 어느 단계에서 깨어나도 다시 잠이 들 때는 NREM 1단계로부터 시작됨

1) NREM(Non-Rapid Eye Movement sleep) : 느린 안구운동 수면
① EEG(뇌파 활동) 점차적으로 느려짐, 생리적 기능 감소
② 1단계~4단계로 진행됨
③ 뇌의 조직세포와 상피세포 재생
④ 신체 에너지 보존(골격근 이완 → 기초대사율 저하 → 신체에너지 보존)
⑤ 특히 4단계 수면은 골격성장, 단백질 합성, 조직재생을 위한 성장 호르몬이 분비됨

2) REM(Rapid Eye Movement sleep) : 빠른 안구운동 수면

① 역설적인 수면(Paradoxical sleep) : 분명히 잠들었는데도 뇌파의 모양은 깨어있을 때와 유사한 수면을 역설수면(paradoxical sleep)이라 함
② 학습, 기억, 행동적응 등의 대뇌기능 활발
③ 이 시기 동안은 심장도 빨라지고, 숨도 가쁘게 쉬고, 혈압도 오름
④ 남자의 경우에는 발기 상태가 지속됨(깨어있을 때와 유사한 증상이 나타남)
⑤ NREM 수면(5%)에 비해 REM 수면(60~90%)에서 꿈을 잘 기억하기 때문에 REM 수면을 '꿈 수면' 이라고도 부름
⑥ 생생한 꿈을 꾸는 시기

3) 각 수면 단계의 특징 ★

수면단계		기간	특징
NREM (50~90분) ★	1	1~2분	• 가벼운 수면 • 안검이 무겁고 이완되어 감 • 쉽게 깸
	2	10~20분	• 이완이 된 상태 • 노력하면 깰 수 있음 • NREM을 주기적으로 반복하므로 전체 수면의 40~50% 차지함
	3	15~30분	• 깊은 수면의 초기 단계, 델타 수면임 • 코를 곪 • 근 긴장도 이완되어 신체적 움직임 거의 없음 • 깨어나기 어려움
	4	15~30분 (아침이 될수록 시간이 짧아짐)	• 깊은 수면 • 깨어나기 매우 어려우며 거의 움직임이 없음 • 전체 수면 중 전반부에서만 4단계 수면 있음 • 골격성장, 단백질 합성, 조직재생 위한 성장 호르몬 분비 증가 (어린이 경우, 4단계 수면 더욱 요구됨) • 몽유병, 야뇨증 나타남
REM ★		평균 20분 (아침이 될수록 시간이 길어짐)	• 안구 운동 및 뇌파 활동 활발 • 생생한 꿈을 꿈 • 전체 수면의 20~25% 차지 • 위액분비 증가 • 깨어나기 매우 어려움, 저절로 깨기도 함 • 코골이가 사라짐 • 정신활동 회복에 도움 • 남자의 경우 발기할 수 있음 • 혈압과 호흡들은 증가, 근긴장 저하 ↓ (불규칙한 호흡, 15~20초간 숨을 멈추기도 함)

4) 수면주기

성인 : 4~6회의 REM 수면 취함

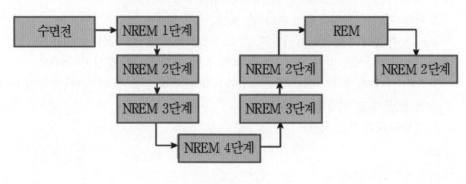

[성인수면주기]

3. 발달단계에 따른 수면의 변화 ★

발달단계	수면의 변화
신생아와 영아	• 하루 평균 14~18시간 잠을 자며 수면의 50%는 REM 수면 • 1개월 후부터 깨어있는 시간이 증가하고 밤에 더 많이 잠 • REM 수면 시 몸의 움직임이 더 많아지고 얼굴을 찌푸림
유아	• 하루 수면 시간이 10~14시간이 되며 REM 수면이 25% 정도 됨 • 낮잠이 필요함
학령전기 아동	• 하루 수면 시간이 10~11시간이 되며 REM 수면이 20% 정도 됨 • 주변에 대한 호기심의 증가로 수면을 거부하기도 함 • 상상이나 실제의 공포와 악몽을 구별하지 못함
학령기 아동	• 하루 10시간의 수면시간이 필요하며 수면의 양은 아동의 활동과 건강상태와 관련되고 개인 차이가 있음 • 90분의 성인 수면주기가 이 시기에 시작됨
청소년	• 수면과 휴식의 요구가 다양하며 신체적, 정신적 활동에 의해 피로해지게 됨 • 늦게 자고 늦게 일어나기를 좋아하며 하루 수면 시간은 8~9시간이 됨
성인	• 수면량은 다양하지만 20~50세까지는 수면시간이 6~9시간이 되며, REM 수면이 20%, NREM 1~2단계의 얇은 수면이 50~60%, 깊은 3~4단계의 수면이 20%로 구성됨
노인 ★★	• NREM 3, 4단계 수면감소 • 밤에 자주 깨고 잠드는데 어려움이 있음 • 수면의 질 저하, 낮잠 횟수 증가 • 전진수면위상 증후군 : 저녁에 일찍 자고 새벽에 깸 • REM 수면은 짧아지며 전체 수면의 약 20~25%를 차지함 • 인지장애 노인은 일몰증후군(Sundown Syndrome : 지남력 상실 발생) 보임

4. 수면 영향 요인 ★★

1) 신체적 질병

통증, 호흡곤란, 오심, 불안이나 우울 등의 정서장애는 수면장애 초래

2) 약물

① 수면제 : 깊은 수면 방해
② 이뇨제 : 야뇨증 초래
③ 알코올 : REM 수면 방해, 수면 유도 촉진
④ 카페인 : 잠드는 것 방해
⑤ 마약류 : REM 수면 억제, 낮 졸음 증가
⑥ 벤조다이아제핀 : 수면시간 증가, 낮 졸음 증가

3) 생활양식

낮과 밤의 교대 근무자의 경우 생활주기의 잦은 바뀜으로 수면장애 발생

4) 주간수면과다증

각성 기능 약화, 수면박탈

5) 정서적 스트레스

개인적인 문제나 상황에 대한 걱정은 수면 방해

6) 환경

① 수면 유도 : 환기가 잘되고 어둡고 편안한 방
② 수면 적합 온도 : 18~21℃

7) 소음

REM 수면이 감소 됨

8) 운동과 피로

취침 2시간 전의 적당한 운동(신체 진정, 이완 증진)

9) 식이와 열량 섭취

① 취침 전 3~4시간 이내에 많은 음식 섭취는 수면 방해
② 저녁에 카페인과 알코올 섭취는 불면증 유발, 이뇨효과

5. 수면 사정

1) 수면력

① 수면양상(취침시간, 기상시간, 수면 방해 받지 않는 시간, 수면의 질 등)
② 수면장애 특성(잠들기 어려운지, 수면 지속이 어려운지 등)
③ 수면 전 습관(우유섭취, 독서, 목욕 등)
④ 수면제 사용여부(수면제, 항우울제, 기타 약물 사용유무)
⑤ 수면환경(조도, 온도, 습도 등)

2) 수면일기

① 수면 및 활동에 대해 매일 기록
② 잠드는 시간, 매 15분 간격으로 활동한 내용, 섭취한 음식물, 복용 약물 등 기록

3) 수면장애검사(Nocturnal polysomnography)

① 수면장애 클리닉에서 수행
② 뇌파, 안구 움직임, 근긴장도, 팔다리 움직임, 신체 자세, 코와 입을 통한 공기 유통, 호흡 시 가슴과 복부 움직임, 코고는 소리, 혈중 산소 농도 등 측정

6. 간호진단

① 수면장애 : 산만한 환경, 과다한 음주, 교대근무, 과다한 카페인 섭취, 호흡곤란
② 신체손상 위험성 : 몽유병, 수면박탈
③ 가스교환 장애 위험성 : 무 호흡성 수면

7. 수면장애와 관련된 간호중재 ★

① 규칙적인 수면위생 습관 및 수면건강을 위한 생활습관을 위해 낮에 활동하고 밤에 수면을 취하도록 함
② 침실에서 수면 이외의 활동 제한(공부, 간식 먹기, TV 시청 등)
③ 취침 전 온수 목욕
④ 취침 시 조용한 음악을 듣도록 함
⑤ 수면 2~3시간 전 적절한 운동은 근육이완을 유도하여 수면을 유도할 수 있음

⑥ 이완 요법

⑦ 저녁시간에 카페인 음료나 알코올은 피할 것

⑧ 취침 전 3시간 이내 과식 피하기

⑨ 30분 이내에 잠이 들지 않으면 졸릴 때까지 조용한 활동 권유

⑩ 따뜻한 우유(L 트립토판), 가벼운 간식(탄수화물)을 섭취하는 것은 수면에 도움이 됨

8. 수면장애

1) 불면증(Insomnia)

① 수면의 양과 질이 충분하지 못한 상태

② 잠들기 어렵거나 오래 자지 못하고 일찍 깨며 적어도 한 달 동안 매주 3번 이상 잠을 이루지 못하는 것

③ 새로운 수면 습관을 위한 노력이 필요하며 수면제는 근본적인 문제 해결이 아니므로 권장해서는 안됨

2) 과수면증(Hypersomnias)

① 특히 낮 시간에 수면을 많이 취하는 것

② 정신적 장애, 중추신경계 손상, 갑상샘 기능 저하증으로 인한 대사 장애 등이 원인이 됨

3) 수면발작(기면증, Narcolepsy) ★★

(1) 수면과 각성을 조정하는 중추신경계의 기능부전, 잠든 후 15분 이내 REM 수면

(2) 대화나 식사 중에 견딜 수 없는 졸음이 몰려와 잠에 빠지는 수면 장애

(3) 정상적 REM 수면 나타남

① 수면 마비(Sleep paralysis) : 잠들기 직전이나 깨기 직전에 수분 동안 신체를 움직일 수 없는 현상

② 탈력 발작(Cataplexy) : 분노나 공포와 같은 감정 변화에 의해 유발된 갑작스런 마비

③ 최면 환각 : 자거나 졸면서 꿈과 같은 환청이나 환각 상태 경험, 자동차 사고나 기타 작업장애로 인한 상해 위험 있음

4) 수면 무호흡증(Sleep apnea)

① 수면 중 호흡이 10초 이상 느려지거나 중단되는 현상

② 한 시간 당 5회 이상 반복됨

③ 병태생리 : 수면 무호흡증 → 공기량 감소 → 혈중 산소 농도 저하 및 이산화탄소 축적 → NREM과 REM 단계 이행 방해 → 반복적으로 잠에서 깸 → 피곤함 호소

④ 악화 시, 심장이나 뇌 등에 저산소증 유발하여 심근경색 및 뇌졸중, 갑작스런 사망 초래함

⑤ 노인에게 많이 나타남

⑥ 예방 : 체중 줄이고, 앙와위 자세로 수면 취함, 알코올이나 수면제와 같은 호흡 방해물질 복용 삼가

5) 수면-각성 주기 장애(Sleep-wake cycle disturbances)

① 낮 시간에 수면 취해 야기되는 수면 시간 변경 상태

② 생체리듬 영향 줌

③ 교대근무, 비행기 여행(Jet travel), 계절 장애 등

9. 노인의 수면 ★★

1) 노인수면의 특징

① NREM 3, 4단계 수면 감소

② 밤에 자주 깨고 잠드는데 어려움

③ 총 수면시간은 7시간 내외로 유지되고 있으나 수면의 질 저하, 낮잠 횟수 증가

④ 전진성 수면위상 증후군(advanced sleep phase syndrome) : 저녁에 일찍 자고 새벽에 깸

⑤ REM 수면은 짧아지며 전체 수면의 약 20~25%를 차지함

⑥ 인지장애 노인은 일몰증후군(Sundown syndrome : 지남력 상실 발생) 보임

2) 노인을 위한 수면 간호

수면 각성 양상	① 규칙적 기상과 취침 ② 낮잠을 줄이고 1회당 20분 이내로 제한함 ③ 졸릴 때 잘 수 있도록 함 ④ 30분 이내 잠들지 않으면 일어나도록 함
약물	① 최후 수단, 필요시 단기간 사용 ② 다른 질환의 약물과의 상호 작용 고려
식이	① 늦은 시간의 술, 카페인, 흡연 제한 ② 취침 전 가벼운 간식(탄수화물, 우유) ③ 수면 2~3시간 전 수분 섭취 감소
환경	① 소음 최소화 ② 선호하는 실내 온도 ③ 어두운 환경, 필요시 야간 조명
질병 요인	취침 30분 전에 진통제 투여

UNIT 02 통증

1. 통증의 이해

1) 통증의 정의

실제적 또는 잠재적인 조직 손상과 관련된 불쾌한 감각과 감정적 경험

2) 통증의 특징

① 하나 이상의 생리적인 특정 자극에 의해 야기
② 주관적이고 개별적인 경험
③ 해로운 자극으로부터 신체를 보호하기 위한 방어 기전
④ 통증은 경험하고 있는 사람이 아프다고 할 때는 존재하는 것
⑤ 제 5의 활력징후로써 통증을 사정할 것을 권장

2. 통증의 유형

1) 기간에 따른 분류

① 급성 통증 : 갑작스럽게 발생하고 강도와 지속기간이 다양하며 시간이 지나면 소실되기도 한다.
② 만성 통증 : 3개월 이상 지속되는 통증으로 원인을 알기 어려운 경우도 있으며 강도가 다양하다.

통증 종류	급성 통증	만성 통증
생리적 반응	혈압 상승 혹은 저하, 맥압 상승, 호흡수 증가, 동공 확대, 발한	활력징후 정상, 정상 동공, 피부 건조
행동적 반응	불안정, 집중 저하, 두려움, 통증 부위 보호	부동, 우울, 위축, 절망

2) 발생 부위에 따른 분류

① 표재성 통증 : 주로 피부나 피하조직과 관련되며 예리한 통증을 수반하며 국소화 됨
② 심부통증 : 표재성 통증보다 오래 지속되며 건, 인대, 혈관, 신경 등에서 시작됨. 강한 압력이나 조직손상은 심부통증을 일으킴. 오심 발한, 혈압 상승
③ 내장통 : 복강, 두개강, 흉강과 같은 곳에서 시작되고 국소적인 통증은 없으며 종종 조직의 신전, 허혈, 근육경련에 의해 유발됨
④ 연관 통증 : 통증의 원발 부위에서 떨어진 다른 부위에 통증을 느끼는 것

3) 기타

통증 증후군 : 말초 혹은 중추신경계의 손상이나 비정상적 기능에서 비롯되어 통증의 실제적 원인은 알려져 있지 않음. 작열통(화끈거림), 환상통(절단부위 통증) 등

3. 통증의 사정

1) 발생 부위에 따른 분류

① 촉진, 악화요인
② 통증의 질
③ 통증 경감방법
④ 통증 위치
⑤ 통증의 지속 시간

2) 신체적 사정

① 활력징후
② 통증과 동반된 증상
③ 환자의 불안, 두려운 느낌

3) 통증에 대한 대상자의 표현

① 통증을 호소하는 대상자의 비언어적 표현 방법에 관심을 갖는다.
② 불안, 우울 및 타인과의 상호작용에 대한 변화를 관찰한다.
③ 만성통증을 경험하는 대상자들에게는 통증일기를 작성하게 하는 것도 좋다.

4. 통증의 완화방법

1) 약물에 의한 관리

(1) 비마약성 진통제

① 비스테로이드성 소염진통제(NSAIDs)
　㉠ 염증을 감소시키고 프로스타글란딘 합성을 막아 통증을 완화시킴
　㉡ 부작용 : 위장관계 손상과 출혈
　㉢ Aspirin, ibuprofen
② 아세트아미노펜(Acetaminophen) : 진통능력은 아스피린과 유사하나 위장점막에 영향주지 않음

(2) 마약성 진통제

① 척수의 신경 전달 물질의 방출을 차단하여 통증의 전달을 방지

② Morphine, Demerol, Codeine

③ 부작용 : 변비, 오심, 구토, 우울, 호흡억제, 혼미

(3) 보조 진통제

① 다른 진통제와 병용

② 항우울제, 항경련제

(4) 자가조절 진통방법(PCA, patient controlled analgesia) ★★

① 정맥, 피하에 도관을 통해 투여

② 과다 용량 투여를 제한하기 위한 장치

③ 약물용량 환자 스스로 조절, 환자의 독립성, 통제감 유지

④ 주기적인 근육주사보다 좀 더 지속적인 진통 유지 가능(혈청 내 마약수준이 거의 일정)

⑤ 수술 후 통증과 같은 급성 통증에 유익하다.

⑥ 인퓨젼 펌프(infusion pump)를 사용한다.

⑦ 최대의 효과를 위해 대상자 교육이 필요하다.

2) 기타 통증 관리 ★

① 전환요법, 심상요법, 이완요법, 피부자극요법, 치료적 접촉, 바이오피드백, 지압 등

② 생리적 반응물질 분비 : 몰핀(morhpine), 엔세팔린(encephalin), 엔돌핀(endorphin), 다이놀핀(dynorphin)

③ 위약(placebo effect) : 약리작용이 없는 형태의 약물 투여로 생리적 반응(엔돌핀 방출), 기대감, 태도, 건강신념 등이 긍정적으로 작용

1. 침상 만들기(bed making)

입원한 대상자의 환경에서 가장 중요한 것이 침상이다.

침상을 주름 없이 깨끗하고 건조한 상태를 유지함으로써 대상자에게 안위를 줄 수 있다.

1) 침상의 종류와 목적

(1) 빈 침상(closed bed)

① 대상자가 퇴원한 후 정돈된 상태의 침상

② 침상 끝까지 침상 보를 덮어 둔 상태

(2) 개방 침상(open bed)

① 대상자가 사용 중이거나 곧 사용할 침상

② 침상에 들어가기 편리하도록 위 침구를 걷어 놓은 상태

(3) 든 침상(occupied bed)

대상자가 누워 있는 상태에서 만드는 침상

(4) 수술 후 침상(post operative bed) 또는 회복기 침상(recovery bed)

① 수술 직후의 대상자를 위한 침상

② 오염되기 쉬운 부위에 홑이불을 덧깔아 부분적으로 교환할 수 있도록 준비한 침상

2) 특수 침상

(1) bradford frame

① 머리, 허리, 다리부분으로 분리, 가운데 부분을 빼면 변기를 사용할 수 있음

② 쇠약하거나 움직이지 못하는 대상자, 척수 손상환자에게 용이

(2) Stryker frame

척추손상대상자의 체위를 앙와위와 복위로 바꾸어 줄 수 있음

(3) Balkan frame

① 정형외과의 골절 환자 견인 장치 설치할 때 사용

② 대상자 머리 쪽에 일어날 때 잡을 수 있는 손잡이(Trapeze)가 있음

(4) Circolectric bed

210°까지 회전시킬 수 있으며 앙와위, 복위, 직립체위, 좌위 등의 체위 변경 가능

(5) 이피가침상(cradle bed)

환부에 침구의 무게가 전달되지 않도록 하기 위해 크래들을 놓고 위 침구를 덮는 침상

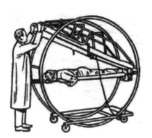

[Circolectric 침대]

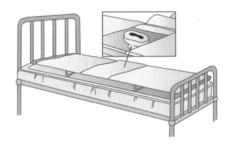

[브래드퍼드(Bradford) 틀]

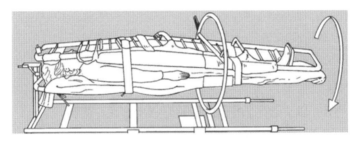

[stryker frame]

개인 위생이란 개인의 청결을 통해 건강 증진시키는 행위를 의미하며 목욕, 구강위생, 손발톱 관리, 머리감기 등이 포함됨

1. 목욕

1) 비누와 물을 사용하여 땀이나 더러운 물질, 미생물 등으로부터 피부를 세척하는 행위

2) 목욕의 목적

① 피부청결 및 악취 제거
② 심리적 이완으로 안정감 제거
③ 순환 촉진, 감각 자극 기회 제공
④ 감염 가능성 감소
⑤ 자아상 증진

2. 목욕의 종류

1) 통목욕과 샤워

① 안전에 위험이 없고 금기가 아닌 대상자가 독립적으로 수행함
② 40~45℃의 온수를 사용함
③ 환자가 통목욕을 하다가 쓰러졌을 경우에는 우선 통의 물을 뺀 후 머리를 낮춰줌

2) 부분 목욕

얼굴과 손, 액와, 회음부 등 불편감을 주거나 냄새가 나는 신체 일부분만 목욕

3) 침상 목욕 ★★★

① 대상 : 독립적으로 통 목욕이나 샤워를 할 수 없는 와상 환자에게 적용
② 목적 : 피부 청결 및 악취 제거, 혈액순환 증진, 사지의 수동적 운동, 안위감 증진, 감각 자극 기회 제공
③ 목욕물의 온도 : 43~46℃

1. 목욕 중 담요로 환자를 적절히 덮어줄 것 – 대상자의 프라이버시 존중
2. 깨끗한 부분을 먼저 씻고 더러운 부분을 나중에 씻어서 미생물 전파를 최소화함(눈 → 코 → 귀 → 손 → 팔 → 겨드랑이 → 가슴 → 복부 → 양쪽다리 → 등, 둔부, 회음부 간호)
3. 말단의 원위부에서 근위부 방향으로 문질러 주어 정맥혈의 흐름을 촉진함
4. 한 번에 한 부위씩 단계적으로 씻으며 다른 부분은 담요로 덮어두기(오한 예방)
5. 피부 주름 사이를 씻기고 잘 말림 – 주름은 미생물 번식이 쉬움으로 주의
6. 비누 제거 후 피부 건조시킴

4) 치료적 목욕 ★

(1) 좌욕(Sitz bath)

① 지속적으로 흐르는 물이 나오는 작은 용기에 엉덩이와 회음부를 담그고 있음
② 목적 : 혈액, 분비물, 대변, 소변의 잔해 제거, 국소 부종감소 및 불편감 완화
③ 물의 온도는 대상자의 상태에 따라 다르며 보통 43°C에 맞춤
④ 냉좌욕은 산부 회음부 동통을 완화시키는데 효과적임
⑤ 국소적 직장동통이 있는 회음과 항문 부위의 염증 및 동통을 감소시킴

(2) 스펀지 목욕(=미온수 목욕 Sponge bath)

피부를 보통 물로 닦아내는 것으로 체온 하강의 목적을 갖음

(3) 약물 목욕(Medicated bath)

약물(중조, 오트밀, 전분 등)을 혼합한 물에 몸을 담그는 것으로 가려움증, 발진을 완화하는 목적을 갖음

(4) 월풀(Whirlpool bath)

지속적으로 움직이는 따뜻한 물이 들어있는 욕조에서 목욕하는 것으로 순환촉진 및 관절 가동성 촉진, 불편감 완화, 괴사 조직 제거의 목적이 있음

CHAPTER 01 수면과 휴식 사정 및 간호   129

5) 회음부 간호 ★

① 배횡와위를 취하도록 함 – 회음부에 쉽게 접근 가능한 체위임
② 엉덩이 밑에 방수포 깔기 – 세척하는 동안 물이 흐를 수 있으므로
③ 장갑을 낄 것 – 혈액이나 분비물과의 접촉 방지
④ 음순의 주름 사이사이를 치골부위에서 항문쪽으로 향하여 닦기
⑤ 덜 오염된 부위에서 더 많이 오염된 부위로 세척하며, 전에 한번 닦았던 부분으로 되돌아가지 않음 (대음순 → 소음순 → 요도구/질구)
⑥ 만약 유치 도뇨관을 가지고 있으면 도뇨관의 외부를 닦아내기(특히, 생식기 접히는 부분 주의) – 방광으로 상행성 감염을 일으킬 수 있는 미생물 성장을 줄임

3. 목욕 시 주의사항

1) 프라이버시 유지

① 목욕하는 방문을 닫거나 커텐을 쳐주고 목욕하는 부위만 노출
② 욕실 문에 사용 중이라는 표시를 함
③ 대상자의 신호로 욕실에 들어갈 때는 들어가기 전 노크를 함(문은 응급상황을 위해 잠그지 않음)

2) 안전 유지

① 목욕하는 동안 낙상 예방을 위해 침대 난간을 올려줌
② 샤워실 바닥이나 욕조 위에 고무매트를 깔아 두어 미끄러움을 방지
③ 대상자가 사용하는 위생용품, 세면도구와 린넨 등을 닿기 쉬운 곳에 둠
④ 욕실에서 도움을 청하는 방법을 가르쳐 줌(신호장치의 사용)
⑤ 대상자에게 욕조나 샤워실에서 일어날 때, 나올 때 안전봉을 사용하도록 함

3) 보온 유지

① 대상자가 부분적으로 노출되어 있으므로 방안의 보온이 유지되어야 함
② 대상자가 나올 때 어깨를 목욕수건으로 감싸줌

4) 독립성 증진

목욕하는 동안 가능한 대상자의 독립성을 증진시키기 위해, 요구하는 만큼만 도움을 줌
예 스스로 할 수 있는 것은 스스로 하게 함

4. 구강위생

1) 목적

구강을 청결하게 하여 건강한 치아보호 및 악취를 제거하고 식욕증진 및 기분전환을 위함.

2) 방법

① 구강위생관리 : 필요시 1~2시간마다 구강간호 제공
② 칫솔질 : 하루 3회 이상 식후 3분 이내로 칫솔은 치아에 45도 각도로 대고 치은에서 치관 쪽으로 철저하게 닦음(치약에 함유된 거센 연마제는 치아의 에나멜질을 손상시킬 수 있음)
③ 함수제 : 호흡 시 배출되는 불쾌한 냄새를 제외하고 구강위생 불량으로 인한 구강 악취 시 효과적임

3) 특별 구강간호

① 대상자 : 무의식 환자 – 구강점막의 마른 딱지(sordes)가 많아 구강간호 자주 해야 함 (sordes : 구강 내 점액, 미생물, 점막으로부터 떨어져 나온 상피세포가 혼합 된 마른 딱지)
② 구강청결, 구강 내 수분유지 및 상기도 감염 예방을 위한 목적으로 시행 ★
③ 특별 구강간호중재
    ㉠ 의식이 없는 경우 : 고개를 옆으로 돌리게 하고 설압자로 입을 벌림
    ㉡ 면봉이나 거즈에 세정제를 묻혀 이와 잇몸, 혀를 골고루 닦음
    ㉢ 입술에 바셀린을 발라줌

5. 모발 간호

1) 두피와 모발청결, 모낭의 영양과 순환증진, 상쾌한 기분을 위해 모발 간호를 시행함

2) 암 치료 또는 다른 의학적 치료로 인한 탈모 상태 시 스카프나 모자 또는 가발을 준비

3) 물에 적시고 샴푸하는 동안 손가락 끝으로 두피를 마사지함으로써 혈액순환을 자극하며, 모발을 청결하게 손질하여 신체상을 증진시킴

6. 손·발 간호 ★★★

1) 목적

조직손상의 위험을 최소화, 피부의 통합성과 다듬어진 손, 발톱 유지 및 편안함을 증진하기 위해 시행

2) 손, 발 간호중재

① 손과 발을 따뜻한 물에 적실 것(각질을 부드럽게 하고 조직 파편 제거)
② 손, 발톱이 두껍거나 약하면 10~20분간 담금
③ 손, 발톱은 손톱깎이 대신 줄을 이용하여 다듬을 것
④ <u>손톱은 둥글게, 발톱은 일자로 정리함</u>(날카롭거나 들쭉날쭉하게 깎으면 인접 피부의 손상을 초래)

3) 당뇨병 대상자 발 간호

① 발톱손질 시 조직손상의 예방을 위해 가위 사용을 금지함
② 티눈이나 가골은 자르지 말고 반드시 의사의 치료를 받을 것
③ 화상의 위험이 있으므로 가열패드나 뜨거운 물병을 발에 대 주는 것을 피함
④ 발에 부종이 있으면 하루에 여러 번 몇분 동안 둔부 정도 높이로 발을 올림
⑤ 맨발로 다니는 것은 위험하므로 교육을 통해 상처를 예방하도록 함
⑥ 발에 딱 맞는 신발보다는 여유가 충분한 신발과 스타킹을 신으며 발을 건조시키고 따뜻하게 유지하도록 함

7. 등 마사지

전체적으로 약 15~20분 이내로 시행하며, 효과적인 등 마사지는 4~6분이 소요됨

1) 적용 목적

① 긴장의 이완 및 감소
② 조직과 근육의 혈액순환 자극
③ 대상자 피부사정의 기회
④ 대상자와 의사소통의 기회

2) 마사지 제제

① 알코올(50%)은 노인이나 탈수, 영양부족 대상자의 피부를 건조하게 하므로 사용을 금함
② 로션 또는 오일은 피부를 매끄럽고 촉촉하게 유지시키므로 팔꿈치, 무릎, 발꿈치에 발라줌

3) 금기

① 염증이 주위 조직으로 파급될 염려가 되는 대상자
② 악성종양 세포가 주위조직으로 전파될 수 있는 대상자
③ 전염 가능성이 있는 피부질환 대상자
④ 심하게 허약한 대상자
⑤ 혈전성정맥염이 있어 색전의 위험이 있는 대상자
⑥ 동맥경화증, 급성 순환장애

4) 마사지의 종류와 절차

종류	설명	방법
경찰법(effleurage)	문지르기	손으로 마사지할 부위를 둥글게 움직이면서 문지름
유날법(petrissage)	주무르기	척추를 사이에 두고 피부, 피하조직, 근육을 주무르거나 빠르게 꼬집는 방법
경타법(tapotement)	두드리기	양손으로 번갈아 빨리치는 방법으로 노인과 쇠약한 사람은 금기
진동(vibration)	진동하기	피부조직이 떨리도록 손바닥을 펴서 피부를 리듬있게 두드림
지압법(friction)	문지르기	양쪽 엄지손가락으로 누르는 연속적인 순환동작

CHAPTER 02

We Are Nurse

위아너스
간호사
국가시험
이론편

체온 사정 및 조절 간호

기본간호학

UNIT 01 　체온

1. 체온조절기전 ★

체온조절기전은 열생산과 열소실 두 기전의 항상성 원리에 의해 이루어진다.

1) 열생산 : 대사반응의 결과

① 열생산 중추는 시상하부 후면으로 피부혈관 수축, 전율, 한선활동 감소, 대사활동 증가 및 에피네프린 분비 작용을 함
② 기초대사율의 증가
③ 근육 활동
④ 갑상샘 호르몬 분비 : 화학적 열생산
⑤ 발열로 인한 세포대사율 증가
⑥ 호르몬 분비 : 에피네프린과 노에피네프린은 세포 대사율 증가
⑦ 교감신경 자극

2) 열소실 ★★

① 열소실 중추는 시상하부의 전면으로 피부혈관 확장과 땀분비 작용을 함
② 피부를 통한 열소실(80%) : 복사, 전도, 대류, 증발
③ 불감성 소실 : 호흡기, 소화기, 비뇨기계의 점막을 통한 열소실

3) 체온조절 중추 : 뇌의 시상하부

① 정온기(thermostat)에서 기준점 유지(36.4~37℃)
② 시상하부 전엽 : 열 소실 중추로 체온이 상승될 때 자극되어 혈관 확장, 발한 작용을 함
③ 시상하부 후엽 : 열 생산 중추로 체온이 하강할 때 자극되어 혈관 수축, 떨림 작용을 함

2. 고체온

1) 정의

① 열소실을 촉진하거나 열생산을 억제하는 능력이 불충분하여 체온이 상승한 상태
② 어떤 질병이나 시상하부의 외상이 원인이 됨
③ 37.1℃~38.2℃의 미열, 38.2℃가 넘는 열, 40℃가 넘는 고열로 나뉨

2) 고체온의 유형

(1) 열피로(Heat exhaustion)

① 고온 환경에 장시간 폭로되어 말초 혈관 운동신경 조절장애로 인한 심박출량의 부족으로 순환 부전에 의한 대뇌 피질의 혈류량 부족
② 열피로 증상
　㉠ 빈맥, 호흡곤란, 저혈압 등의 수분상실로 인한 순환 문제
　㉡ 피부 차고 축축하며 창백함
　㉢ 수분손실이 순환문제 야기함
③ 열피로 간호 : 대상자를 눕힌 다음 염분이 함유된 음료를 마시게 함

(2) 열성경련(Febrile convulsion)

① 고온 환경에서 작업 시 발한에 의한 탈수와 염분 소실
② 열성경련 증상 : 근육의 통증성 경련, 전구증상(현기증, 이명, 두통, 구역, 구토)
③ 열성경련 간호 : 활동을 멈추고 염분제제나 염분이 많이 함유된 수분을 섭취하도록 함

(3) 열사병(Heat stroke)

① 원인 : 고온 다습한 환경에서의 격심한 육체적 작업을 하거나 옥외에서 태양의 복사열을 직접 받은 경우 중추성 체온조절의 기능 장애로 발병
② 열사병 증상 : 체온이 급격히 상승(40~42℃), 피부 건조, 두통, 현기증, 혼수상태
③ 열사병 간호 : 체온하강, 사지를 격렬하게 마찰, 호흡 곤란 시 산소 공급, 항신진대사제

3) 고체온 대상자의 간호중재 ★★★★★

① 일일 2,500~3,000cc 정도로 수분섭취를 증가시킨다.

② 구강간호와 구강위생을 철저히 한다.

③ 오한이 없는 경우에는 서늘한 환경을 유지하면서 옷은 가볍고 헐렁한 것으로 입힌다.

④ 균형잡힌 식이를 수분과 함께 섭취하도록 한다.

⑤ 에너지 요구량이 증가하면 열생산이 증가되므로 활동을 최소로 유지한다.

⑥ 전신적 냉요법(미온수 스펀지 목욕)이나 국소적 냉요법(얼음주머니, 냉습포, 관장법 등)을 적용한다.

⑦ 의사의 처방에 따른 해열제를 투약한다.

3. 저체온

1) 정의

① 장기간 추위에 노출되면서 심부온도가 정상체온보다 낮아지는 경우

② 심부온도가 33℃ 이하로 떨어지면 체온조절 장애 초래

2) 저체온 증상

① 체온저하, 호흡수, 맥박수 감소, 혈압 저하

② 초기에는 오한 보임

③ 차고 창백하며 끈적이는 피부

④ 근육 조절력 상실

⑤ 소변량 감소

⑥ 지남력 상실, 기면, 혼수

3) 저체온 분류

(1) 유도된 저체온(Induced hypothermia)

① 심부 온도를 30~32℃까지 서서히 낮추는 것

② 신체의 산소 요구량 감소(뇌수술, 심장 수술)

③ 유도된 저체온 방법

㉠ 시상하부의 체온조절을 억압하는 약물 투여

㉡ 냉각 담요를 사용하여 서서히 체온을 낮춤

(2) 우발적 저체온(Accidental hypothermia)

① 추운 환경에 비의도적으로 노출될 때 발생

② 원인

ㄱ 마취제 : 말초 혈관의 이완과 체온조절 중추 기능 저하

ㄴ 근이완제 : Shivering(떨림)의 억제

ㄷ 낮은 수술실의 온도

ㄹ 가온하지 않은 수액 및 혈액의 정맥 주사

ㅁ 개복수술 시 과도한 노출 등

4) 저체온증의 간호중재

① 마른 옷으로 갈아 입히고 담요를 덮어준다.

② 머리에 모자를 씌워주거나 덮어준다.

③ 의식이 있다면 따뜻한 음료를 마시게 한다(알코올, 카페인 제외).

④ 주위 환경이 따뜻한 상태를 유지하도록 보온한다.

단계	정의	증상	간호중재
오한기 (상승기)	시상하부가 높은 수준으로 지정 온도를 올림으로써 열생산의 기전이 일어나는 시기 (10~40분간 지속)	• 추위와 오한으로 인한 떨림 • 혈관수축 • 차고 창백한 피부 • 기모근 수축(소름) • 심박동 증가	• 보온(담요 덮음) • 수분섭취 증가 • 활동 제한 • 심장이나 호흡기 질환 시 산소 공급
발열기 (고온기)	새로 지정된 온도에 도달 하여 상승된 체온이 일정 기간 지속되는 시기	• 상기되고 뜨거운 피부 • 맥박과 호흡이 빠름 • 탈수 증상(갈증 호소, 건조한 구강 점막, 소변량 감소, 요비중 증가) • 근육통 • 혼미함, 불안정	• 떨림을 방지하기 위해 가볍고 따뜻한 의복을 덮음 • 수분 섭취 • 안정 및 휴식 • 고열 시 미온수 목욕 • 구강 및 비강 간호 • 냉각 도모 위해 환기시킴 • 불안정하거나 경련 시 대상자 안정 유지
종식기 (회복기)	시상하부가 정상수준으로 지정온도를 내림으로써 열 손실 기전이 일어나는 때	• 발한, 떨림 감소, 탈수 가능성 • 피부 홍조, 따뜻한 피부 • 골격근 긴장 감소	• 미온수 목욕 • 구강으로 수분 섭취 증가 • 가벼운 의복 착용 • 활동 제한

1. 열(Fever)
　① 염증, 세균, 감염, 신경계 장애 및 탈수 등에 반응하여 심부체온이 상승하는 것
　② 미열 : 37.1 ~ 38.2°C
　③ 고열
　　㉠ 38.2°C 이상으로 체온이 올라가는 것
　　㉡ 39℃까지의 발열시에는 면역체계가 강화되어 백혈구 생성 자극, 세균 성장 저하, 인터페론 생성 자극작용이 생김
　　㉢ 40.5°C 이상은 전신경련, 혼수
　　㉣ 44.5°C 이상은 조직의 파괴, 사망

2. 열의 유형

1) 간헐열(Intermittent fever)

① 고열과 정상체온 혹은 그 이하의 체온이 간헐적으로 나타나는 것
② 1~2일 간격을 두고 나타나며 말라리아 등의 질병이 이에 속함

2) 이장열(Remittent fever)

① 체온의 변화가 심하여 하루 중의 체온의 차가 1℃ 이상이며 정상체온보다 높은 상태
② 보통 아침에는 낮은 열, 저녁에는 높은 열이 며칠 동안 계속됨
③ 폐결핵, 신우염, 담낭염, 패혈증, 수막염 등에서 볼 수 있음

3) 지속열(=계류열, Constant fever)

① 체온 상승이 며칠 혹은 몇 주 동안 지속되나 약간의 변화는 있으나 항상 고열상태가 지속되는 것
② 장티푸스, 폐렴, 속립결핵(粟粒結核), 성홍열 등

4) 재귀열(Relapsing fever)

① 상승된 체온이 여러 날 동안 지속되고 며칠 동안은 정상체온으로 변하는 상태
② 재귀열, 스피로헤타 등

5) 소모열(Septic fever)

하루동안 체온이 불규칙하게 상승하며 24시간 동안 변화의 폭이 2.2°C 정도인 상태

3. 체온유지와 관련된 간호중재

1) 사정

① 체온 측정, 활력징후 사정
② 온도, 습도, 기모근 수축, 홍조, 떨림 등 관찰
③ 의식상태, 체중, 영양 상태 및 수화상태 확인

2) 진단

① 체온유지 능력 저하의 위험성 : 고령, 신생아 연령, 체중과다, 너무 춥거나 더운 환경 온도에 노출, 질병에 의해 발생

② 고체온증 : 더운 환경에 노출, 부적절한 의복, 심한 활동, 대사율 증가, 질병, 손상, 불충분한 수분 섭취에 의해 발생

③ 저체온증 : 노화, 너무 높거나 낮은 외부 환경에 노출, 불충분한 의복, 대사율 감소에 의해 발생

④ 비정상적 체온 변화 : 미숙아나 신생아, 약한 노인, 질병, 환경 온도의 변화에 의해 발생

3) 온·냉 요법 적용과 효과

온요법의 생리적 효과	냉요법의 생리적 효과 ★
• 소동맥혈관의 확장(피부의 발적) • 1회 심박출량의 감소 • 호흡수의 증가 • 국소조직의 체온증가 • 모세혈관 확장 • 혈액점도의 감소 • 조직대사의 증가 • 통증 감소 • 백혈구의 증가 및 염증반응의 증가	• 소동맥혈관의 수축(창백하고 푸른 빛을 띤 피부) • 1회 심박출량의 증가 • 호흡수의 감소 • 국소조직의 체온감소 • 모세혈관의 수축(부종방지, 혈관확장에 의해 야기되는 통증 경감) • 혈액점도의 증가 • 조직대사의 감소 • 모세혈관의 감소 • 염증반응의 감소

4) 건열과 습열의 장·단점, 적용방법

구분	장점	단점	적용방법
건열적용 (52℃까지)	• 피부에 대한 화상위험 적음 • 피부 침윤 초래하지 않음 • 열을 더 오래 보유함	• 발한을 통해 체액손실이 증가 • 조직 속으로 열이 깊게 침투되지 못함 • 피부 건조유발	• 더운 물주머니 • 전기가열패드 • 가열램프, 가열크래들
습열적용 (43~45℃)	• 피부의 건조를 감소시키며 삼출물 연화시킴 • 조직층 깊이 침투됨 • 발한이나 불감성 수분소실 증가시키지 않음	• 지속적인 노출은 피부의 침윤 초래함 • 습기의 증발로 인해 열이 속히 식을 수 있음 • 수증기가 열을 전도하므로 피부에 대한 화상 위험 큼	• 온찜질, 온욕, 온침수 • 미온수 스펀지 목욕

4. 온요법 적용

1) 더운 물주머니(Hot water bottle)

① 신체부분을 따뜻하게 하여 편안함, 이완감 또는 수면 증진시킴
② 국소적인 혈액순환 증가시킴
③ 근육통 감소
④ 더운 물주머니 적용방법
  - 물 온도를 정상 성인은 52℃, 무의식환자, 2세 이하의 유아는 40.5~46℃로 유지
  - 주머니에 공기가 남아있으면 물의 온도를 빨리 식게 하므로 주머니에 물을 2/3 정도 넣고 공기를 제거함
  - 물주머니의 마개를 막고 새는 곳을 확인함
  - 더운 물주머니의 외부에 물기를 없애고 싸개를 씌움
  - 대상자에게 피부보호를 목적으로 바셀린을 발라주거나 습포와 피부 사이에 수건이나 천을 대줌
  - 대상자에게 적용 후 피부 반응 및 효과를 관찰함

2) 가열램프

① 신체 적용부위에 국소순환을 촉진시킴
② 치료받는 부위만 노출시키며 불필요하게 신체가 노출되지 않도록 함
③ Heat lamp의 전구나 전극을 만지지 않도록 미리 알려줄 것
④ 피부의 습기는 화상의 원인이 되므로 타월로 신체를 닦아 습기를 없앨 것
⑤ 열을 받는 부위로부터 45~60cm 떨어진 곳에 램프를 위치시켜 화상을 입지 않도록 함
⑥ 치료는 15~20분간 적용하도록 하며 대상자의 반응 사정 시 불편감, 과도한 발적 등의 반응을 관찰했다면 즉시 램프를 끌 것

3) 열크래들(Heat cradle)

① 신체부위에 압박을 가하지 않으면서 열 적용이 가능하며 넓은 체표면적에 열을 공급하기 위함
② 대상자에게 Heat cradle의 전구를 만지지 않도록 알려주기
③ Cradle을 열을 받아야 할 신체부위에 조심스럽게 놓도록 함
④ Cradle을 목욕담요나 침구로 덮기(공기의 순환으로 cradle의 내부기온이 하강하는 것을 방지)
⑤ 15~30분간 적용함

4) 온 찜질(Hot compress)

① 화농과정이나 동통을 완화하기 위함
② 습포를 댈 부위의 순환장애를 확인
③ 찜질할 부위 밑에 고무포와 반 홑이불을 깔아 침구 보호
④ 무균술 사용하여 드레싱과 따뜻한 용액을 준비
⑤ 용액의 온도가 46℃가 되면, 용액 속에 거즈를 넣기
⑥ 혈관섭자로 거즈를 집어내어 물기를 비틀어 짤 것
⑦ 지시된 부위에 찜질을 해주며 거즈를 들었다 놓았다 하여 열을 견딜 수 있게 하도록 함
⑧ 피부보호 및 화상 예방을 위해 적용 부위에 바셀린 바르기
⑨ 2~3분마다 거즈를 갈아주면서 약 15분간 지속
⑩ 다 끝난 후 부위를 말릴 것

5) 더운 물에 담그기(Hot soak)

① 화농을 촉진하고 삼출물을 줄이며 치유 촉진
② 지정된 부위에 투약의 효과를 높임
③ 찰과상이나 삼출물이 있는 상처를 깨끗이 함
④ 더운 물에 담그기 적용 방법
 • 멸균용기에 지시된 용액을 준비하고 물품을 모아 침상가로 가지고 감
 • 대상자를 편안한 체위로 취해 줌
 • 드레싱이 있으면, 이를 제거하고 방수주머니에 버릴 것
 • 드레싱에서 배액량, 색깔, 냄새, 양상을 사정
 • 고무포와 반홑이불을 펴고 멸균 용기를 놓은 후, 용액의 온도(40~43℃)를 확인하고 지정된 부위를 담글 것
 • 담그고 있는 동안 최소한 1번은 대상자의 상태 및 용액 온도를 확인
 • 15~20분간 적용함
 • 끝난 후에는 신체부위를 완전히 말려야 함
 • 개방상처인 경우에는 드레싱을 함

5. 냉 요법 적용

1) 얼음주머니
① 혈관확장에 의해 야기되는 통증 경감
② 상해나 수술 후에 초래되는 출혈 감소
③ 수액 축적으로 인한 관절통 감소
④ 얼음주머니 방법
- 모서리가 날카롭지 않게 분쇄된 얼음을 용기의 1/2~1/3 정도 채우고 공기를 제거(얼음을 반만 채우고 공기를 제거하면 신체부위에 딱 들어맞는 모양이 됨)
- 얼음주머니는 안전하게 마개를 막고 용기를 거꾸로 들어 새는지 확인
- 겉싸개를 씌워서 외부의 습기를 흡수하게 하여 편안감을 증진시키도록 함
- 20~30분간 적용하며 대상자의 피부 반응 및 편안감을 관찰(장시간 냉적용은 해로운 결과를 초래하므로 피해야 함)

2) 냉찜질(Cold compress) ★
① 출혈을 예방하거나 감소시키기 위함
② 염증을 감소시키기 위함
③ 부종을 예방하거나 감소시키기 위함
④ 냉찜질 방법
- 얼음물 대야에 찜질 수건을 넣기
- 치료할 부위 밑에 고무포와 반 홑이불을 깔 것
- 찜질 수건을 짜서 부위를 댈 것
- 2~3분마다 찜질 수건을 갈아주면서 15~20분간 적용
- 다 끝난 후 부위를 말릴 것

3) 미온수스폰지목욕
① 목적 : 체표면과 혈류의 대류기전, 체표면이 증발기전을 이용한 열 소실
② 스펀지를 이용하여 미온수(27~34℃)로 목욕

4) 냉요법의 금기증 ★
① 개방형 상처는 혈류감소로 조직손상 초래
② 조직의 혈액순환을 더욱 감소시켜서 말초순환장애를 일으킴
③ 냉감에 민감한 반응을 나타내는 사람
④ 감각장애가 있는 사람

CHAPTER 03

We Are Nurse

위아너스
간 호 사
국가시험
이 론 편

임종 징후 사정 및 간호

기본간호학

UNIT 01 임종 간호

1. 임종의 개념

① 임종은 죽음을 앞두고 아직은 살아가는 과정으로 지금까지 살아온 것처럼 최선을 다해서 살 수 있는 상태
② 사망(죽음)은 삶에서 벗어난 상태임

2. 임종 간호의 정의

① 호스피스는 죽음을 앞둔 말기 환자와 그 가족을 사랑으로 돌보는 행위이다.
② 환자가 여생 동안 인간으로서의 존엄성과 높은 삶의 질을 유지하면서 살다가 평안하고 복된 죽음을 맞이하도록 환자와 가족의 신체적, 정서적, 사회경제적, 영적 요구를 충족시키며 사별가족의 고통과 슬픔을 경감시키기 위한 총체적인 돌봄(Holistic care)이다.

3. 죽음에 대한 심리적 적응 단계(Elizabeth Kubler-Ross) ★

1) 1단계 : 부정(Denial)

① 현실을 받아들이지 않는 상태, 죽음을 부정함
② 의사가 오진하였다고 믿고 진단을 다시 확인하기를 원함
③ 환자가 자기 질병의 심각성을 수용하지 못한 상태임

2) 2단계 : 분노(Anger)

① "내가 왜 죽어야 하며, 벌을 받을 만한 일을 했는가에 대해 생각
② 의료진 및 가족 등에게 적개감을 가지며 주위 사람들에게 폭언을 함
③ 받고 있는 치료나 간호에 대해 혹평을 함

④ 개인적인 감정이 있는 것이 아니라 운명이나 신에게 화를 내는 것으로 환자의 행동을 인내와 관용으로 이해해야 함

3) 3단계 : 협상(Bargaining)
① 자신의 죽음을 예전의 나쁜 행동에 대한 대가라고 생각하는 것
② 죽음을 연기하기 위해 신과 협상하려 함
③ 환자가 현실을 직시할 수 있도록 도와줌

4) 4단계 : 우울(Depression)
① 더 이상 병을 부인하지 못하며 극도의 상실감과 우울증이 나타남
② 말수가 줄어들고 가장 가까운 사람이나 좋아하는 사람들과 같이 있기만을 원함
③ 간호사는 환자가 같이 있기를 원하지 않는다는 것으로 알고 방문횟수를 줄이면 안되며 진심으로 간호해 주는 사람이 있다는 것을 인식시켜 주어야 함

5) 5단계 : 수용(Acceptance)
① 자신의 운명에 더 이상 분노하거나 우울해하지 않는 단계
② 가족들과 추억을 나누며 자신의 주변을 정리함
③ 가치 있는 존재였음을 환자가 깨닫도록 도와줌

4. 임종과 관련된 윤리, 법적 측면

1) 임종시기와 치료 연장의 결정
① 대상자와 가족이 임종과 치료연장에 대해 결정할 때 간호사의 충고와 지지가 필요함
② 간호사는 대상자와 가족들이 원하는 결정사항을 의사에게 알림
③ 모든 의료팀은 환자와 그 가족들에게 알려줄 정보를 정확히 알아야 함

2) 장기기증
장기기증에 관심이 있는 대상자와 가족에게 장기기증 여부 결정과 장기기증 승낙서 작성을 도움

3) 부검
부검에 대한 승낙을 얻는 것은 의사의 책임이며 간호사는 부검이 필요한 이유를 설명함

4) 사망확인서

① 사망선언 : 의사가 의사기록지에 사망 시간과 사망 전에 취한 치료나 활동을 기록
② 사망확인서 : 건강관리기관이나 의사가 기록
③ 법적으로 사망한 자는 반드시 사망확인서가 있어야 함
④ 장의사는 사망확인서를 다룰 의무가 있으며, 간호사는 사망확인서에 의사의 서명유무를 확인해야 함

🔗 UNIT 02   임종환자 간호

1. 임종환자의 임상적 징후와 간호중재

1) 근긴장도 상실

(1) 증상

① 안면근의 이완(턱이 늘어짐)
② 대화곤란
③ 연하곤란과 구토반사의 점차적 상실
④ 위장관 활동저하 : 오심, 복부 가스 축적, 복부팽만 및 대변정체
⑤ 괄약근 조절 감소로 대·소변 실금
⑥ 신체 움직임의 감소

(2) 근긴장도 상실에 따른 간호 중재

① 오심을 억제하고 식욕을 자극하기 위해 진토제, 음료 공급, 고칼로리, 고비타민 식이를 공급
② 반유동식, 유동식 및 필요시 정맥 영양 공급
③ 변비 발생 : 곡류와 채소 포함 식이, 필요시 하제 투여
④ 요실금 발생 : 홑이불을 자주 갈아주고 피부 간호, 필요시 도뇨관 삽입, 흡수성 있는 패드를 자주 교체
⑤ 주기적인 체위 변경

2) 활력징후 변화

(1) 증상

① 맥박이 느려지고 약해짐
② 혈압 하강
③ 빠르고 얕고 불규칙적이거나 비정상적으로 느린 호흡(cheyne-stokes 호흡), 불규칙한 호흡정지가 반복되는 비오호흡(Biot respiration), 구강 호흡

(2) 활력징후 변화에 따른 간호 중재

호흡곤란 완화를 위해 파울러씨 체위 또는 심스 체위를 취하고 분비물 제거, 처방에 의한 산소 공급 및 구강 건조완화를 위해 구강 간호

3) 감각 손상

(1) 증상

① 시각 흐려짐
② 미각과 후각 손상
③ 청력 유지 : 청각은 가장 마지막에 상실되는 감각

(2) 감각 손상에 따른 간호 중재

① 대상자의 방을 밝게 유지하고 대상자에게 큰소리로 말하거나 속삭이지 않고 분명하고 또렷하게 말함
② 혼수상태인 대상자에게도 말을 건네는 것은 사려 깊은 행동이며 가족에게도 그렇게 하도록 교육함

4) 순환 속도 변화

(1) 증상

사지의 반점 형성과 청색증을 보이며, 발, 손, 귀, 코의 순서로 피부가 차가워짐, 말초 부종

(2) 순환 속도의 변화에 따른 간호 중재

보온을 해주고 피로하지 않도록 활동을 조절함

2. 정서적 간호

① 임종환자에게 고독감, 우울을 경감시키도록 환자의 이야기를 경청하도록 함
② 진실만을 이야기하고 현실에 바탕을 둔 정확한 정보를 제공
③ 대상자의 안정감, 자아신뢰감, 존엄성, 자아가치를 유지할 수 있도록 지지
④ 가족이나 의미 있는 사람의 방문을 격려하고 밤에 누군가 곁에 있도록 함
⑤ 말없이 함께 있어주는 것도 도움이 됨

3. 영적 간호

새로운 상황이나 문제에 직면하여 혼란이 오고 건강을 위협받는 인간을 대상으로 내재된 영적 힘을 발휘하여 스스로 문제를 극복하고 회복하도록 돕는 간호를 수행함

1) 임종대상자의 영적 간호 요구

① 의미 추구의 요구 : 과거와 현재의 자신의 삶을 뒤돌아보면서 삶의 목적과 의미를 알고 자 함

② 용서에 대한 요구 : 자신의 잘못을 용서 받고 싶어 하며 타인이 자신에게 한 잘못을 용 서하려고 함

③ 사랑에 대한 요구 : 생의 남은 기간 동안 절대자의 사랑뿐 아니라 대인관계에서도 사랑 을 받고 싶어 함

④ 희망에 대한 요구 : '혹시나'하는 희망으로 기적이 일어나기를 원함

2) 영적 간호중재

① 간호사 자신을 치료의 도구로 사용

② 영적 고통의 내용과 정도를 파악

③ 환자가 자신의 갈등과 고통에 대해 이야기 할 수 있도록 허용하고 잘 들어줌

④ 필요시 영적 지도자와의 상담을 연계

⑤ 대상자의 존재가치를 일깨워 줌

⑥ 올바른 희망을 가질 수 있도록 일깨워 줌

UNIT 03 사후 간호

1. 사후의 신체적 변화 ★

1) 사후 강직(Rigor mortis)

① 사망한지 2~4시간 후에 신체가 경직되기 시작하여 98시간까지 지속

② 신체의 글리코겐의 부족 때문에 ATP가 합성되지 않아 ATP의 부족현상으로 강직 발생

③ 불수의적 근육(심장, 방광 등)에서 시작되어 머리, 목, 몸통, 사지로 진행

2) 사후 한랭(Algor mortis)

① 사망한 후에 체온이 점차적으로 하강하는 것

② 혈액순환이 정지되고 시상하부의 기능 중단

③ 체온이 실내온도와 같게 됨(1시간에 1℃씩 하강)

3) 사후 시반(Livor mortis)

① 혈액순환이 정지된 후에 적혈구가 파괴되고 헤모글로빈이 방출되어 피부가 변색되는 것

② 신체의 가장 낮은 부위에 나타나게 됨

4) 조직은 연해지고 박테리아 작용에 의해 액화됨

2. 사후 간호

1) 사망의 확인

① 의사에 의해 확인해야 함
② 확인이 있은 후 생명 유지를 위한 장치를 모두 제거함
③ 간호사는 사망한 시간과 확인한 의사명을 정확히 기록할 것

2) 사체의 형태 손상 예방 ★

① 먼저 눈을 곱게 감도록 쓸어내릴 것(감기지 않을 때는 거즈로 덮기)
② 사체의 팔을 가지런히 하고 손바닥을 아래로 향하게 두기
③ 얼굴변색 방지를 위해 두경부 아래에 작은 베개를 두어 머리를 약간 높게 하기
④ 정상적인 안면 윤곽 유지를 위해 제거했던 의치는 다시 삽입
⑤ 입이 다물어지도록 둥글게 만 수건을 턱 아래에 두기
⑥ 둔부 아래에 흡수용 패드를 적용
⑦ 오염된 신체부위를 깨끗이 한 후, 깨끗한 환의로 갈아입히기

3) 부검

① 입원 24시간 이내 사망, 자살, 살인, 사인을 모를 때 등의 경우 부검을 함
② 의사는 가족에게 부검 승낙을 요청하며, 부검 승낙은 법적 요구 사항임
③ 이는 간호사의 업무는 아니며 단지 환자 가족에게 간단한 설명을 해주면 됨

4) 사망 후 장기 및 시신을 기증하고자 하는 경우인지를 확인

5) 의사는 사망확인서에 서명을 하고 환자나 가족에게 임종을 알리는 책임이 있음

3. 임종 후 기록 내용 ★

① 사망 직전 취해진 치료 및 간호 활동
② 사망시각
③ 사망선언 한 의사
④ 기증의 형태 및 필요한 준비
⑤ 전화한 사람과 병원에 온 사람
⑥ 남겨진 개인 물품
⑦ 사체에 붙인 이름표의 위치

⑧ 사체 분비물 배액 시간과 삽입된 관의 위치

⑨ 가족의 특별한 요청

⑩ 상황을 분명히 하기 위한 기타 진술

⑪ 퇴실시각과 목적지

4. 사후처치 ★★

① 사용했던 의료기구 모두 제거

② 각종 튜브를 제거하거나 잠그거나 튜브를 피부에서 2.5cm 이내로 자른 후 그 부위에 테이프를 붙임

③ 젖은 드레싱을 제거하고 깨끗한 거즈 드레싱으로 교환

④ 분비물에 의해 더러워진 신체부위는 따뜻한 물수건으로 닦아줌

⑤ 사체의 머리 밑에 작은 베개를 괴어주거나 10~15° 정도로 머리 부분을 올림

⑥ 둔부 밑에 흡수용 패드를 대어주며 머리를 빗어주고, 핀이나 밴드는 제거

⑦ 보석은 제거하여 가족에게 줌

⑧ 가족이 방을 떠나면 홑이불을 완전히 펴고 사체를 누인 후 한쪽 발목에 이름표를 붙임

⑨ 수의 위로 어깨, 허리, 다리를 붕대로 묶음

⑩ 홑이불로 사체를 완전히 싸고, 어깨, 허리, 다리를 묶고 두 번째 이름표를 붙임(대상자가 감염이 있다면 특별한 라벨을 붙임)

⑪ 사체에 대한 모든 준비가 끝나면 사체를 운반차로 옮겨 영안실로 내려보냄

⑫ 병실을 정리한 후 환기를 시키고 적어도 10초 동안 손을 씻음

5. 사후처치와 관련된 윤리적 측면

1) 뇌사 및 장기의 이식

① 인간생명의 존엄성 존중에 의거하여 뇌사를 장기이식의 목적으로 이용해서는 안 됨

② 가장 큰 윤리적 문제는 죽음의 정의에 대한 문제

2) 안락사

자비의 일환으로 죽임을 실행하는 것으로 불법에 해당함

6. 사별가족 간호

① 슬픔, 상실감, 죄의식 등 자신의 감정을 표현할 기회를 제공

② 경청, 침묵, 조언, 개방적 질문 등 치료적 의사소통 전략을 사용함

③ 죽은 사람과의 관계를 종결하고, 새 환경에 적응하도록 함

④ 평상시의 활동들을 다시 시작하도록 격려

⑤ 유사한 상실을 경험했던 사람이나 지지집단을 통해 도움 받도록 격려

♡ ℅ ⊡ We Are Nurse 기본간호학

단원별 문제

01 다음 중 어깨 근육 등 큰 근육을 주무르거나 크고 빠르게 꼬집는 등의 마사지 방법은 무엇인가?

① 지압법　　　　　　② 진동법
③ 유날법　　　　　　④ 경찰법
⑤ 경타법

> 해설 [마사지 방법]

기술	설명	방법
경찰법 (effleurage)	문지르기	손으로 마사지할 부위를 둥글게 움직이면서 문지름
유날법 (petrissage)	주무르기	척추를 사이에 두고 피부, 피하조직, 근육을 주무르거나 빠르게 꼬집는 방법
경타법 (tapotement)	두드리기	손의 양쪽 끝을 이용하여 두드림
진동(vibration)	진동하기	피부조직이 떨리도록 손바닥을 펴서 피부를 리듬있게 두드림
지압법(friction)	문지르기	엄지손가락과 나머지 손가락을 이용하여 피부를 반대방향으로 잡아당김

02 혈전성 정맥염이 있는 환자에게 마사지를 실시하면 안 되는 이유로 가장 맞는 것은?

① 마사지를 통해 혈전이 떨어져서 다른 곳으로 이동하면서 색전의 위험이 있다.
② 정맥염이 있는 부위를 마사지하면 환자가 통증을 호소하기 때문이다.
③ 혈전성 정맥염은 피부자극에 민감하기 때문이다.
④ 혈전성 정맥염이 다른 부위로 빠르게 확산된다.
⑤ 마사지를 통해서 혈전이 더 생기기 때문이다.

> 해설 [마사지 금기 대상자]
> 혈전성 정맥염이나 동맥경화증 환자에게 마사지를 실시할 경우 혈관에 붙어 있던 혈전이 떨어져서 다른 곳으로 이동하며 색전을 일으킬 위험이 있으므로 실시하지 않는 것이 좋다.

03 운동 후 근육통을 호소하는 대상자에게 적용 가능한 열요법은 무엇인가?

① 더운물 주머니   ② 가열 램프
③ 가열 크래들   ④ 온 찜질
⑤ 미온수 스펀지 목욕

> **해설** [더운 물주머니(Hot water bottle)]
> 1. 목적
> ㉠ 신체부분을 따뜻하게 하여 편안함, 이완감 또는 수면을 증진시킴
> ㉡ 국소적인 혈액순환을 증가시킴
> ㉢ 근육통 감소
> 2. 방법
> ㉠ 물 온도를 재어봄(정상 성인 : 52℃, 무의식환자, 2세 이하의 유아 : 40.5~46℃)
> ㉡ 주머니에 물을 2/3 정도 넣고 공기를 제거함(주머니에 남아있는 공기는 물의 온도를 빨리 식게 하기 때문임)
> ㉢ 물주머니의 마개를 막고 새는 곳 확인
> ㉣ 더운 물주머니의 외부에 물기를 없애고 싸개를 씌움
> ㉤ 대상자에게 피부보호를 목적으로 바셀린을 발라주거나 습포와 피부 사이에 수건이나 천을 대줌
> ㉥ 대상자에게 적용 후 피부 반응 및 효과를 관찰함

04 온습포 사용 시 적용부위에 바셀린을 바르는 이유를 설명한 것은?

① 피부보호 및 화상예방
② 피부에 열을 오래 유지하기 위해
③ 혈액순환 및 마사지를 하기 위해
④ 통증감소 및 피부건조 예방하기 위해
⑤ 저체온을 예방하고 열전달이 빨리되기 위해

> **해설** 온습포 적용 시 바셀린을 바르는 이유는 피부에 직접 뜨거운 물질이 닿아 화상을 입는 것을 방지함에 있다.

05 다음 중 자가조절 진통제(PCA)에 대한 설명 중 옳은 것은?

① 혈중약물의 농도를 유지하여 만성 통증에 사용한다.
② 환자 스스로 약의 용량을 줄일 수 있다.
③ 환자 스스로 약물의 양을 조절하므로 효과가 부정확하다.
④ 진통제는 근육주사로 투여된다.
⑤ 환자의 약물 의존감을 높일 수 있다.

해설 [자가조절 진통방법(PCA, patient controlled analgesia)]
1. 정맥, 피하에 도관을 통해 투여
2. 과다 용량 투여를 제한하기 위한 장치
3. 약물용량 환자 스스로 조절, 환지의 독립성, 통제감 유지
4. 주기적인 근육주사보다 좀 더 지속적인 진통 유지 가능(혈청 내 마약수준이 거의 일정)
5. 수술 후 통증과 같은 급성 통증에 유익하다.
6. 펌프가 필요하다.
7. 최대의 효과를 위해 대상자 교육이 필요하다.

06 우리 몸에서 생산하는 통증조절과 관련된 호르몬으로 옳은 것은?

① 에스트로겐　　　　　② 테스토스테론
③ 알도스테론　　　　　④ 브라디키닌
⑤ 엔세팔린(encephalin)

해설 우리 몸에서 몰핀과 같은 구조와 기능을 가진 호르몬이 웃거나 감동을 받았을 때 분비되는데, 엔세팔린(encephalin), 엔돌핀(endorphin), 다이놀핀(dynorphin)과 같은 진통성 펩티드가 여기에 속한다.

07 여자 환자에게 적용하는 일반 회음부 간호로 옳은 것은?

① 앞에서 뒤로 닦는다.
② 개방성을 유지하기 위하여 스크린을 치지 않는다.
③ 외과적 무균법을 유지한다.
④ 소음순을 먼저 닦고 대음순을 닦는다.
⑤ 방수포를 깔고 감염 예방을 위하여 강알칼리성 비누로 씻는다.

해설 회음부 간호에서 앞에서 뒤로 닦으며, 내과적 무균법을 적용한다.

08 치질 수술 후 좌욕을 적용하는 이유로 가장 옳은 것은 무엇인가?

① 수면증진　　　　　② 소염작용
③ 냉각효과　　　　　④ 악취제거
⑤ 연동운동 억제

[좌욕(Sitz bath)]
1. 엉덩이와 회음부를 지속적으로 흐르는 물이 나오는 작은 용기에 담고 있음
2. 목적 : 혈액, 분비물, 대변, 소변의 잔해 제거, 국소 부종감소 및 불편감 완화
3. 물의 온도는 대상자의 상태에 따라 다르나 보통 43℃
4. 냉좌욕은 산부 회음부 동통을 완화시키는데 효과적
5. 국소적 직장동통이 있는 회음항문 부위의 염증과 동통을 감소시킴

09 다음 중 좌욕에 대한 설명으로 가장 옳은 것은?

① 물의 온도는 대상자의 상태에 달렸으나 보통 체온과 비슷한 37℃이다.
② 국소적 열적용은 통 목욕이 좌욕보다 효과 있다.
③ 골반부위에 20분 정도 적용한다.
④ 직장수술, 산모, 치질환자에게는 금기사항이다.
⑤ 좌욕시에는 온, 냉수로 같이 사용한다.

해설 ① 물의 온도는 대상자의 상태에 따라 다르게 적용하나 평균 43℃이다.
②⑤ 좌욕은 온수 또는 냉수를 사용하고 국소적인 열적용은 좌욕이 효과가 높다.
④ 직장수술, 산모, 치질환자 등 직장 통증이 있는 환자에게 적용하여 염증과 통증을 감소시킨다.

10 다음 개인위생 간호에 관한 설명 중 옳은 내용은 무엇인가?

① 무의식환자의 경우 의식이 돌아올 때까지 구강간호를 제공하지 않는다.
② 환자의 머리를 감길 경우 손가락 끝 부분으로 두피 마사지를 한다.
③ 환자에게 침상목욕을 적용할 경우 침대 난간은 내려놓는다.
④ 손과 발톱은 가능한 곡선으로 깎는다.
⑤ 급성 염증이 있는 환자는 등마사지를 통해 통증을 감소시킨다.

해설 [두피 마사지를 적용]
① 무의식환자는 구강 내 점액, 미생물, 점막으로부터 떨어져 나온 상피세포가 혼합된 마른 딱지가 많아
구강간호를 자주 해야 한다.
③ 목욕 시의 낙상을 예방하기 위해 반드시 침대 난간을 올려두도록 한다.
④ 발톱은 날카롭거나 곡선으로 깎으면 피부 손상을 초래하므로 일직선으로 깎는다.
⑤ 급성 염증 있는 환자에게 등마사지를 적용하면 염증을 더욱 유발할 수 있으므로 등마사지는 금기이다.

11 건열과 습열의 적용방법 중 다음 중 습열 적용 방법에 대한 내용이 아닌 것은?

① 지속적인 노출은 피부의 침윤을 초래한다.
② 증기가 열을 전도하기 때문에 화상의 위험이 크다.
③ 조직 속으로 열이 깊게 침투되지 못한다.
④ 습기의 증발로 열이 빠르게 식을 수 있다.
⑤ 발한이나 불감성 수분소실을 증가시키지 않는다.

해설 [건열과 습열의 장·단점, 적용방법]

구분	장점	단점	적용방법
습열적용 (43~45℃)	• 피부의 건조를 감소시키며 삼출물 연화시킴 • 조직층 깊이 침투됨 • 발한이나 불감성 수분소실을 증가시키지 않음	• 지속적인 노출은 피부의 침윤 초래함 • 습기의 증발로 인해 열이 속히 식을 수 있음 • 증기가 열을 전도하므로 피부에 대한 화상 위험 큼	• 온찜질, 온욕, 온침수 • 미온수 스펀지 목욕
건열적용 (52℃까지)	• 피부에 대한 화상위험 적음 • 피부 침윤 초래하지 않음 • 열을 더 오래 보유함	• 발한을 통해 체액손실이 증가됨 • 조직 속으로 열이 깊게 침투되지 못함 • 피부 건조 증가시킴	• 더운 물주머니 • 전기가열패드 • 가열램프, 가열크래들

12 다음 중 노인의 수면의 변화에 대해서 가장 바르게 설명한 것은?

① REM 수면이 50%를 차지한다.
② 낮잠이 감소하는 경향을 보인다.
③ 밤에 짧고 깊은 잠을 잔다.
④ 성인에 비해 NREM 3, 4단계 수면이 감소한다.
⑤ 전체적인 수면 시간은 감소한다.

해설 노인의 수면은 REM 수면의 길이가 짧아지고 잠들기 어려워지며 일찍 잠에서 깨어나며 성인에 비해 NREM 3, 4단계 수면이 감소한다.

13 다음 중 REM 수면의 특징으로 옳지 않은 것은?

① 남성의 경우 발기될 수 있다.　② 생생한 꿈을 꾼다.
③ 대뇌기능이 활발해진다.　④ 위액분비가 감소한다.
⑤ 혈압이 상승한다.

해설 [REM(Rapid Eye Movement sleep) : 빠른 안구운동 수면]
1. 역설적인 수면(Paradoxical sleep) : 분명히 잠들었는데도 뇌파의 모양은 깨어있을 때와 유사하여 이러한 수면을 역설수면(paradoxical sleep)이라 함
2. 학습, 기억, 행동적응 등의 대뇌기능 활발
3. REM단계 동안은 심장도 빨라지고, 숨도 가쁘게 쉬고, 혈압도 오름
4. 남자의 경우에는 발기 상태가 지속됨(깨어있을 때와 유사한 증상이 나타남)
5. 비 REM 수면(5%)에 비해 REM 수면(60~90%)에서 꿈을 잘 기억하기 때문에 REM 수면을 '꿈 수면' 이라고도 부름

14 다음 중 연령에 따른 수면의 특성으로 옳지 않은 것은?

① 신생아는 NREM과 REM 수면이 비슷한 비율이다.
② 유아는 NREM 수면이 REM 수면보다 많아진다.
③ 학령기 아동은 REM 수면보다 NREM 수면이 많다.
④ 성인의 총수면시간은 감소하지만 4단계 수면은 증가한다.
⑤ 노인은 총수면시간은 변화 없으나 NREM 3~4단계의 수면은 감소한다.

해설 성인의 수면량은 다양하지만 20~50세까지는 수면시간이 6~9시간이 되며, REM 수면이 20%, NREM 1~2단계의 얕은 수면이 50~60%, 깊은 3~4단계의 수면이 20%로 구성된다.
[발달단계에 따른 수면의 변화]

발달단계	수면의 변화
신생아와 영아	• 하루 평균 14~18시간 잠을 자며 수면의 50%는 REM 수면 • 1개월 후부터 깨어있는 시간이 증가하고 밤에 더 많이 잠 • REM 수면 시 몸의 움직임이 더 많아지고 얼굴을 찌푸림
유아	• 하루 수면 시간이 10~14시간이 되며 REM 수면이 25% 정도 됨 • 낮잠이 필요함
학령전기 아동	• 하루 수면 시간이 10~11시간이 되며 REM 수면이 20% 정도 됨 • 주변에 대한 호기심의 증가로 수면을 거부하기도 함 • 상상이나 실제의 공포와 악몽을 구별하지 못함
학령기 아동	• 하루 10시간의 수면시간이 필요하며 수면의 양은 아동의 활동과 건강상태와 관련되고 개인 차이가 있음 • 90분의 성인 수면주기가 이 시기에 시작됨
청소년	• 수면과 휴식의 요구가 다양하며 신체적, 정신적 활동에 의해 피로해지게 됨 • 늦게 자고 늦게 일어나기를 좋아하며 하루 수면 시간은 8~9시간이 됨

정답　**13.** ④　**14.** ④

성인	• 수면량은 다양하지만 20~50세까지는 수면시간이 6~9시간이 되며, REM 수면이 20%, NREM 1~2단계의 얕은 수면이 50~60%, 깊은 3~4단계의 수면이 20%로 구성됨
노인	• NREM 3,4단계 수면감소 • 밤에 자주 깨고 잠드는데 어려움 • 수면의 질 저하, 낮잠 횟수 증가 • 전진수면위상 증후군 : 저녁에 일찍 자고 새벽에 깸 • REM 수면은 짧아지며 전체 수면의 약 20~25%를 차지함 • 인지장애 노인은 일몰증후군(Sundown Syndrome : 지남력 상실 발생) 보임

15 다음 중 대화를 하는 중이나 운전을 하던 중에 갑자기 수면에 빠지는 증상을 무엇이라 하는가?

① 불면증
② 수면발작
③ 사건수면
④ 수면 중 경악장애
⑤ 수면무호흡

해설 [수면발작(기면증, Narcolepsy)]
(1) 수면과 각성을 조정하는 중추신경계의 기능부전, 잠든 후 15분 이내 REM 수면
(2) 정상적 REM 수면 나타남
　1. 수면 마비(Sleep paralysis) : 잠들기 직전이나 깨기 직전에 수분 동안 신체를 움직일 수 없는 현상
　2. 탈력 발작(Cataplexy) : 분노나 공포와 같은 감정 변화에 의해 유발된 갑작스런 마비
　3. 최면 환각 : 자거나 졸면서 꿈과 같은 환청이나 환각 상태 경험, 자동차 사고나 기타 작업장애로 인한 상해 위험 있음

16 주사를 놓으려는 부위에 냉요법을 먼저 실시하고 주사하였다. 냉요법을 실시하는 이유는?

① 근육을 수축시키기 위해서
② 피부를 무감각하게 하기 위해서
③ 피부 깊숙이 순환을 촉진시키기 위해서
④ 혈관 축소로 인해 야기되는 통증을 감소하기 위해서
⑤ 주사를 정확한 부위에 놓기 위해서

해설 [냉요법의 적용]
냉요법을 피부에 적용하였을 때 혈관확장에 의해 야기되는 통증을 경감시켜 피부를 무감각하게 한다. 온요법은 근육이완이나 순환을 촉진할 때 효과적으로 사용된다.

17 다음 중 온요법의 생리적 효과로 바르게 짝지은 것은?

① 염좌 부위의 신경전도를 상승시킨다.
② 염증 부위의 화농을 촉진하고 배농효과를 증가시킨다.
③ 혈액순환을 증진시켜 근수축 효과를 가져온다.
④ 멍든 부위의 혈액순환을 증진시켜 부종을 완화시킨다.
⑤ 찰과상 부위의 순환증진을 통해 지혈 효과를 가져온다.

> **해설** [온요법의 생리적 효과]
> 1. 소동맥혈관의 확장(피부의 발적)
> 2. 1회 심박출량의 감소
> 3. 호흡수의 증가
> 4. 국소조직의 체온증가
> 5. 모세혈관 확장
> 6. 혈액점도의 감소
> 7. 조직대사의 증가
> 8. 통증 감소
> 9. 백혈구의 증가 및 염증반응 증가

18 다음 중 수술 후 저체온의 원인이 될 수 있는 것은 무엇인가?

① 마취제   ② 복부 통증
③ 근수축제   ④ 높은 수술실의 온도
⑤ 고열의 환경에 장시간 노출

> **해설** 저체온은 심부온도가 정상체온보다 낮아지는 경우로 심부온도가 33℃ 이하로 떨어지면 체온조절 장애가 초래된다.
> 유도된 저체온(Induced hypothermia)으로는 심부 온도를 30~32℃까지 서서히 낮추는 것, 마취제의 투여, 신체의 산소 요구량을 감소시키는 뇌수술, 심장 수술 등이 있다.

19 다음 체온에 영향을 미치는 요인 중 가장 옳은 것은 무엇인가?

① 노인의 정상체온은 일반적으로 낮다.
② 남성이 여성보다 체온변화가 심하다.
③ 하루 중 오후 4~6시가 가장 낮고 이른 새벽이 가장 높다.
④ 스트레스는 부교감 신경을 자극하여 체온이 상승한다.
⑤ 여성은 배란기에도 평상시와 같은 체온 범위를 유지한다.

해설 [체온에 영향을 미치는 요인]

(1) 연령

1. 신생아의 체온은 35.5~37.5℃의 범위
2. 영아는 생리적 기전이 미성숙하여 체온조절이 잘되지 않음
3. 노인은 체온 조절 능력이 저하 : 저체온 주의

(2) 호르몬

1. 여성이 남성보다 체온변화가 심함
2. 배란기와 폐경기의 호르몬 변화가 체온의 변동을 야기

(3) 하루 중 변화

보통 새벽 4~6시 사이에 가장 낮고, 오후 4~6시경에 가장 높음

(4) 스트레스

신체적, 정서적 스트레스는 교감신경을 자극하여 신진대사가 항진되고, 그 결과 체온이 상승

(5) 환경

외부 온도가 인간의 체온 조절 체계에 영향을 줌

(6) 운동

심한 활동이나 격렬한 근육 운동은 체온을 상승시킴

20 발열의 단계에 따른 증상 및 간호가 옳게 연결된 것은?

① 오한기 : 상기되고 뜨거운 피부, 오한(떨림)-담요 덮음, 활동제한
② 오한기 : 탈수증상, 근육통, 혼미함-심장이나 호흡기 질환 시 산소 공급
③ 발열기 : 오한(떨림), 혈관수축-수분섭취 증가, 미온수목욕
④ 발열기 : 차고 창백한 피부, 축축한 구강점막-담요 덮음, 수분섭취 증가
⑤ 종식기 : 열 손실 기전이 일어남, 말초혈관 이완-수분섭취 증가, 미온수 목욕

해설 [발열의단계

단계	정의	증상	간호중재
오한기 (상승기)	시상하부가 높은 수준으로 지정 온도를 올림으로써 열생산의 기전이 일어나는 시기(10~40분간 지속)	• 오한(떨림) • 혈관수축 • 차고 창백한 피부 • 기모근 수축(소름) • 심박동 증가	• 보온(담요 덮음) • 수분섭취 증가 • 활동 제한 • 심장이나 호흡기 질환 시 산소 공급
발열기	새로 지정된 온도에 도달하여 상승된 체온이 일정 기간 지속되는 시기	• 상기되고 뜨거운 피부 • 맥박과 호흡이 빠름 • 탈수 증상(갈증 호소, 건조한 구강 점막, 소변량 감소, 요비중 증가) • 근육통 • 혼미함, 불안정	• 떨림을 방지하기 위해 가볍고 따뜻한 의복을 덮음 • 수분 섭취 • 안정 및 휴식 • 고열 시 미온수 목욕 • 구강 및 비강 간호 • 냉각 도모 위해 환기시킴 • 불안정하거나 경련 시 대상자 안정 유지

| 종식기
(회복기) | 시상하부가 정상수준으로 지정온도 내림으로써 열 손실기전 일어나는 때 | • 발한, 떨림 감소, 탈수 가능성
• 피부 홍조, 따뜻한 피부
• 골격근 긴장 감소 | • 미온수 목욕
• 구강으로 수분 섭취 증가
• 가벼운 의복 착용
• 활동 제한 |

21 다음 중 구강 체온을 측정할 수 있는 환자는?

① 호흡곤란 환자   ② 영아나 소아
③ 코 수술 환자   ④ 의식불명 환자
⑤ 절대안정 환자

해설 구강체온 측정 금기 대상자는 다음과 같다.
1. 체온계를 깨물 수 있는 가능성이 있는 환자
2. 영아나 소아
3. 의식이 혼미하거나 구강이 손상된 사람
4. 코 수술 등의 이유로 인해 입으로 호흡하는 환자

22 임종환자의 간호적용으로 옳지 않은 것은?

① 가능한 임종환자의 방을 밝게 유지하도록 한다.
② 비효율적 호흡 양상이 나타나면 복위로 눕힌다.
③ 곁에 있어주며 대상자의 언어에 귀를 기울인다.
④ 통증조절을 위해 진통제를 정맥으로 투여한다.
⑤ 대상자의 감정에 초점을 맞추고 이해하려고 노력한다.

해설 ② 비효율적인 호흡 양상이 나타나면 반좌위를 취해야 호흡을 용이하게 할 수 있다.
[임종 간호의 정의]
1. 호스피스는 죽음을 앞둔 말기 환자와 그 가족을 사랑으로 돌보는 행위
2. 환자가 여생 동안 인간으로서의 존엄성과 높은 삶의 질을 유지하면서 살다가 평안하고 복된 죽음을 맞이하도록 환자와 가족의 신체적, 정서적, 사회경제적, 영적 요구를 충족시키며 사별가족의 고통과 슬픔을 경감 시키기 위한 총체적인 돌봄(Holistic care)

23 다음 중 환자가 사망했을 때 간호기록지에 기록할 사항으로 맞는 것은?

① 환자의 보호자 이름   ② 사망 전까지의 증상 및 징후
③ 환자의 사망 질병명   ④ 부검 승낙
⑤ 보호자의 사망확인 서명

해설 [임종 후 기록 내용]
1. 사망 직진 취해진 치료 및 간호 활동
2. 사망시각
3. 사망선언 한 의사
4. 기증의 형태 및 필요한 준비
5. 전화한 사람과 병원에 온 사람
6. 남겨진 개인 물품
7. 사체에 붙인 이름표의 위치
8. 사체 분비물 배액 시간과 삽입된 관의 위치
9. 가족의 특별한 요청
10. 상황을 분명히 하기 위한 기타 진술
11. 퇴실시각과 목적지

24 만성 신부전증으로 오랫동안 치료를 받아오던 환자가 응급실에 도착한 후 사망하였다. 이 때 시행하는 호스피스 간호로 옳은 것은?

① 사후강직을 지연시키기 위해 사지를 마사지한다.
② 환자가 평온한 죽음을 맞이하도록 한다.
③ 환자에게 생명연장술을 실시한다.
④ 환자에게 약물을 주입한다.
⑤ 환자에게 심폐소생술을 한다.

해설 [임종 간호]
1. 호스피스는 죽음을 앞둔 말기 환자와 그 가족을 사랑으로 돌보는 행위
2. 환자가 여생 동안 인간으로서의 존엄성과 높은 삶의 질을 유지하면서 살다가 평안하고 복된 죽음을 맞이하도록 환자와 가족의 신체적, 정서적, 사회경제적, 영적 요구를 충족시키며 사별가족의 고통과 슬을 경감시키기 위한 총체적인 돌봄(Holistic care)
3. 간호사는 호스피스 간호 시 임종을 맞는 환자의 가치와 존엄성을 존중하여 위엄있게 여생을 마치도록 도와주어야 한다.

25 임종환자 증상과 그에 따른 간호로 옳은 것은?

① 호흡곤란 - 횡와위를 취한다.
② 요실금 - 흡수성이 있는 패드를 대주고 자주 교체한다.
③ 감각소실 - 방을 어둡고 조용하게 유지한다.
④ 혈액순환장애 - 기도분비물을 흡인해준다.
⑤ 의식소실 - 피부 마사지를 해준다.

[임종환자의 간호]
호흡곤란이 있을 때 좌위를 취해주거나 산소공급을 한다. 대상자의 방을 밝게 유지하며 대화를 할 때는 또렷한 목소리로 한다.

26 다음 중 임종 환자의 신체 증후로 옳지 않은 것은 무엇인가?

① 동공수축   ② 안면근육 이완
③ Cheyne-stokes 호흡   ④ 빠르고 약한 맥박
⑤ 사지 청색증

임종이 임박한 징후로 동공이 확대되고 안면근육이 이완되는 것을 볼 수 있다.

27 임종환자의 신체적 징후 중 사망 후 체온이 점차 하강하여 피부가 차고 축축해지고 청색증이 일어나는 것은 무엇인가?

① 사후 경직   ② 사후 한랭
③ 생활 반응   ④ 체온조절 중추장애
⑤ 저산소증

[사후 한랭(Algor mortis)]
1. 사망한 후에 체온이 점차적으로 하강하는 것
2. 혈액순환이 정지되고 시상하부의 기능 중단
3. 체온이 실내온도와 같게 됨(1시간에 1℃씩 하강)

28 임종을 앞둔 환자가 "우리 딸이 결혼하는 것만 보고 죽으면 좋을 텐데……."라고 했을 때 이는 무엇인가?

① 부정   ② 우울
③ 협상   ④ 분노
⑤ 수용

[협상(Bargaining)]
1. 자신의 죽음을 예전의 나쁜 행동에 대한 대가라고 생각하는 것
2. 죽음을 연기하기 위해 신과 협상하려 함
3. 현실을 직시할 수 있도록 도와줌

기 본 간 호 학

안전 요구

PART

CHAPTER 01

낙상 및 사고위험 사정

기본간호학

UNIT 01   안전

1. 안전에 영향을 미치는 요인 ★★

  ① 연령 : 각 단계별로 특수한 안전 위험성 요인이 있음

  > 1. 영아 및 유아 : 위험에 대한 자각이 제한되어 사고가 빈번히 일어나는 시기 [예]낙상, 중독, 화상, 감전, 익사 등
  > 2. 학령기 : 활동적인 시기 [예]놀이와 관련된 부상
  > 3. 청소년 : 도전적인 활동 즐김 [예]스포츠 활동과 관련된 부상, 약물중독, 교통사고 등
  > 4. 성인 : 안전 불감증, 피로에 의한 사고
  > 5. 노인 : 질병이나 감각 변화로 인한 손상 다발 [예]낙상 흔함

  ② 생활양식 : 안전하지 못한 환경에 노출되는 경우
  ③ 운동장애 : 마비, 근육허약, 균형이나 조정장애 등으로 인한 움직임 장애는 사고의 위험이 높음
  ④ 감각 지각의 변화 : 시각, 청각, 후각, 미각, 촉각의 어떠한 손상이라도 환경에 대한 민감성을 감소시킬 수 있으며, 이로 인해 사고의 위험성이 증가될 수 있음
  ⑤ 인지수준 : 수면부족, 무의식, 혼돈된 사람, 약물 복용 등으로 인지 손상은 사고 초래
  ⑥ 의사소통 능력 : 실어증 환자, 언어장애 환자, 문맹자 등은 사고 위험 높음
  ⑦ 정신사회적 상태 : 스트레스, 우울, 혼돈, 사회적 고립 등은 집중력 저하, 판단착오, 지각 감소 등 유발

2. 안전과 관련된 간호진단

① 신체손상 위험성 : 지각장애, 감각능력의 장애, 기동성 장애, 치료적 움직임 제한, 낙상 경험, 약물중독, 안전벨트 미사용, 65세 이상의 연령 등과 관련된 위험성

② 중독 위험성 : 손상된 시력, 아동이 접근하기 쉬우며 잠겨있지 않은 약장에 저장된 약물, 과다한 알코올 섭취 등과 관련된 위험성

③ 외상 위험성 : 욕조 내에 혼자 있는 아이, 물침대 위에 엎어놓은 신생아와 관련된 위험성

④ 질식 위험성 : 후각감퇴, 움직임 장애, 인지 및 정서장애, 비닐봉지나 풍선을 가지고 노는 아이, 작은 물질을 코나 입으로 넣는 영아와 관련된 위험성

⑤ 비사용 증후군 : 신체억제와 관련된 위험성

3. 안전사고 예방을 위한 전략

1) 화재 예방

(1) 화재 예방

① 응급서비스센터 전화번호를 전화기 옆에 비치할 것

② 비상구의 위치를 알아두고 정확하게 표시할 것

③ 소화기의 위치와 대피과정 및 소방대책을 알아둘 것

(2) 화재 발생 시 대처

① 대상자 대피(화재 발생 근처 대상자 우선, 움직일 수 있는 대상자 우선)

② 화재 신고

③ 산소 및 전기제품 끄기

④ 화재 진압(소화기 사용)

2) 질식(Asphyxiation, Suffocation) ★

① 이물질을 흡인하여 호흡 할 수 없는 상태

② 기도의 폐쇄, 연기나 일산화탄소와 같은 유독가스 흡입, 익사에 의해 유발됨

③ 아동을 주의 깊게 살펴보고 풍선, 장난감, 부드러운 베개나 요람 등의 침구에 아이가 눌려 질식할 가능성이 있으므로 이에 대한 보건교육이 필요함

④ 이물질 흡인으로 기도 폐쇄 시 큰 기침을 유도하여 이물질 제거, 제거되지 않을 경우 하임리히 수기(Heimlich maneuver) 수행

3) 감전 쇼크

(1) 신체를 통한 전기의 방전

(2) 예방

① 코드사용 전에 전선이 벗겨졌는지의 파손여부를 확인할 것
② 하나의 콘센트에 여러 개의 전기코드를 꽂지 않도록
③ 물기 있는 곳에서 전기 제품 사용 금함

4) 중독(Poisoning)

(1) 독성 물질 섭취, 흡입, 흡수함으로써 야기되는 손상

(2) 예방

① 아동의 손에 닿지 않는 곳에 약물 보관
② 약물의 과잉 투여 예방

5) 낙상(Fall)

(1) 노인에게 흔한 사고이며 노화에 따른 시력손상, 보행 장애, 균형과 협응 장애, 유전성 질환, 마비 등이 낙상의 위험요인

(2) 예방

① 입원 시 침상 난간을 항상 올려놓도록
② 미끄럼 방지 슬리퍼 신기
③ 욕조 안에 미끄럼 방지매트 깔아놓도록, 안전 바(손잡이) 설치
④ 밝은 조명 사용할 것, 야간 등을 설치하여 바닥을 밝힐 것
⑤ 침상 옆 탁자는 대상자 가까이에 배치할 것

CHAPTER 02

낙상 및 사고예방 간호

We Are Nurse

위아너스
간호사
국가시험
이론편

기본간호학

🫁 UNIT 01 신체보호대 ★

1. 목적
① 대상자의 활동 억제 및 보호
② 대상자나 타인의 손상 예방
③ 치료 시 안전을 위함

2. 신체보호대의 적응증
① 무의식 대상자나 섬망 대상자가 상처 드레싱을 떼어낸다거나 몸으로부터 튜브를 제거하는 행동을 방지해야 하는 때
② 불안정하고 낙상의 위험이 있는 대상자가 침대를 벗어나려고 시도할 때

3. 신체보호대의 종류 ★★★

(1) 자켓 신체보호대
① 의자 또는 휠체어에 앉아있거나 침대에 누워있는 동안 억제하기 위한 것
② 대상자의 등 쪽에서 잠겨지는 신체보호대
③ 질식이나 숨이 막히지 않도록 주의

(2) 벨트 신체보호대
① 운반차에 누운 대상자의 안전을 보호하기 위한 것
② 대상자의 가슴이나 복부가 지나치게 조여지지 않도록 주의해야 함

(3) 사지 신체보호대

① 손목 또는 발목 등 사지의 한군데 또는 전부를 움직이지 못하게 하는 것
② 붕대와 패드를 이용하여 8자 신체보호대를 만들어 적용 예 Clove hitch 신체보호대
③ 의식상태가 혼미한 경우 자신과 타인을 보호할 목적

(4) 장갑 신체보호대 ★

① 대상자의 신체에 삽입되어 있는 기구나 드레싱 보호 목적
② 피부 질환 시 긁는 행위 예방을 위해 적용하며 24시간에 한 번씩은 장갑을 벗김
③ 벙어리장갑 모양

(5) 팔꿈치 신체보호대

① 설압자와 같은 것을 끼울 수 있는 천으로 만듦
② 영아들의 팔꿈치 굴곡을 막기 위해 사용

(6) 전신 신체보호대

영아의 머리나 목의 검사 및 치료 시에 몸통과 사지의 움직임 조절 가능

4. 신체보호대 사용과 관련된 문제점

① 질식의 위험, 순환장애(혈액순환감소로 인한 창백, 차가움, 저림 등), 피부 손상 위험성(피부열상, 찰과상, 타박상 등), 실금
② 감각 결손(둔함, 감각저하 등), 정서적 근심, 통증
③ 근육과 골밀도 감소 초래

5. 신체보호대의 제거

혈액순환증진을 위하여 대상자 사정 및 신체보호대 적용에 대한 평가를 통해 제거할 수 있음

6. 신체보호대 사용법 ★★

① 신체보호대 필요성 여부 결정(신체보호대는 최후의 수단으로 사용해야 함)
② 신체보호대 사용하는 목적을 설명하고 일시적인 것임을 알려줄 것
③ 신체보호대 적절히 사용함
　ㄱ 가능한 움직임의 최대 정도 허용(호흡과 순환을 방해하지 않도록 최소한의 제한 둘 것)
　ㄴ 뼈 돌출부위에 패드 대어 피부 손상 방지
　ㄷ 사지 신체보호대는 신체보호대와 대상자의 손목, 발목 사이에 손가락 2개 들어가도록 함
　ㄹ 신체 선열 유지함(근육수축과 근골격계 손상 가능성 줄임)

        ⓜ 매듭은 잡아당길 때 신체보호대가 조여져서는 안 되며 응급 시 쉽게 풀 수 있어야 함

        ⓗ <u>신체보호대는 난간(side rail)이 아닌 침대 틀에 묶도록(신체보호대가 침대 난간에 묶여</u>
           <u>있으면 침대 난간을 내릴 때 신체보호대가 당겨지게 되어 대상자가 손상 받을 수 있음)</u>

        ⓢ 매듭 부위가 대상자 손에 쉽게 닿아서는 안 됨

    ④ 혈액순환 및 피부의 손상 징후를 관찰

    ⑤ 신체보호대 다시 사용 전, ROM 시행

    ⑥ <u>혈액순환 확인 및 피부손상 확인을 위해 신체보호대는 매 2~4시간마다 적어도 10분간</u>
       <u>은 풀어놓도록</u>

    ⑦ 사용한 신체보호대의 종류 및 적용 시간, 적용 부위 상태 기록

🔖 UNIT 02　낙상 및 안전사고 예방을 위한 전략 ★

1. 낙상위험군

    ① 아동 또는 65세 이상

    ② 과거 낙상 경험자(6개월~1년)

    ③ 시력 및 균형감각 손상

    ④ 보행 또는 자세변화

    ⑤ 약물사용자 : 이뇨제, 신경안정제, 항우울제, 수면제, 진정제, 최면제, 진통제 등

    ⑥ 입원한 지 1주일 이내로 낯선 환경에 적응하지 못한 대상자

    ⑦ 혼돈, 지남력이 상실된 대상자

2. 낙상예방 간호중재 ★★★★★

    ① 침대 옆 탁자를 가능한 대상자 가까이 두도록 가족에게 교육함

    ② 체위성 저혈압의 경우 서서히 일어서도록 격려

    ③ 화장실, 목욕탕에는 벽 손잡이를 설치하고 사용방법을 교육함

    ④ 바닥이 미끄럽지 않도록 마루 카펫, 욕실 바닥의 매트, 바퀴 의자는 잠그도록 하고 발받침
       은 미끄러지지 않는 것으로 함

    ⑤ stretcher car나 침대에 있을 때는 침대난간(side rail)을 반드시 올리도록 함

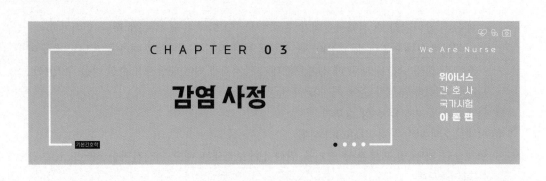

CHAPTER 03

We Are Nurse

위아너스
간호사
국가시험
이론편

기본간호학

감염 사정

🫁 UNIT 01 감염(infection)에 대한 이해

1. 감염(infection)

미생물이 민감한 숙주로 침입하여 질병을 일으키는 것으로 정상조직을 손상시키거나 기능장애를 초래함

2. 병원감염의 분류

① 외인성 감염 : 인체 외부에 있는 세균에 의한 감염

★ 교차 감염 : 한 환자의 병원균이 다른 환자에게 옮겨지는 것

② 내인성 감염 : 인체 내부의 정상 상주균의 변화 또는 과잉 성장으로 인한 감염

③ 의원성 감염 : 의학적 진단, 치료 절차에 의한 감염, 요로감염이 가장 흔함, 폐렴, 수술부위 감염, 혈관 내 카테터 감염

🫁 UNIT 02 감염의 회로 ★★★

1. 병원체(병원성 미생물)

① 세균, 바이러스, 곰팡이, 기생충 등

② 독성이 강할수록, 미생물 수가 많을수록, 숙주 내 침투능력이 강할수록, 접촉빈도가 높을수록 감염 위험성 증가

2. 병원소(저장소)

① 병원성 미생물의 성장과 증식을 위한 서식지

② 사람, 동물, 토양, 음식, 대소변 등

3. 탈출 ★

① 병원성 미생물이 저장소에서 빠져 나가는 출구, 이를 통해 다른 숙주를 감염시킴
② 소화기계, 호흡기계, 비뇨기계, 혈액, 피부 등

4. 전파 ★

① 미생물이 다른 병원체로 이동하는 방법
② 접촉(직접 접촉, 간접 접촉), 공기 매개, 비말, 매개물, 매개체 등에 의해 전파

경로		설명	예
접촉전파	직접	감염된 한 사람에서 다른 사람으로 실제적 신체전파 (신체 표면에서 신체 표면으로 전파)	감염자와의 성교/키스
	간접	오염된 물건과 민감한 사람과의 접촉	오염된 수술기구의 사용
비말전파		비말(5μ 이상)이 1m 반경 내에 다른 사람에게 전파	재채기, 기침, 말할 때 비말의 흡입
공기매개		비말핵(5μ 이하)이 수증기화 된 물방울이나 먼지 입자 에 붙어 1m 이상 거리로 미생물이 이동하는 경우	포자의 흡입
매개전파		오염된 음식, 물, 약, 장비 등에 있던 미생물의 전파	미생물에 의해 오염된 물을 마심
곤충전파		감염된 동물로부터 미생물의 전파	모기, 벼룩, 진드기, 쥐에 의해 퍼진 질병

5. 침입구

미생물이 병원소에서 탈출했던 출구와 같은 경로로 침입

6. 민감한 숙주

① 숙주가 병원균에 대해 가지고 있는 저항 정도
② 면역능력이 저하된 민감성이 높은 대상자가 감염성이 높음
③ 면역체계가 미성숙한 소아, 면역체계가 낮아진 노인, 질병상태, 스트레스(코티솔분비 → 면역력감소) 등

🔬 UNIT 03   감염 단계

1. 잠복기
    ① 미생물이 신체로 침입한 후 성장, 증식을 하는 단계
    ② 질병을 일으키기 전 1~2일에서 수주까지 지속

2. 전구기
    ① 질병 초기의 비특이적 증상(발열, 피로, 불쾌감, 짜증 등)이 나타나는 시기
    ② 질병 전염력이 높은 시기

3. 질병기
    질병의 전형적인 증상이 나타나는 시기

4. 회복기
    감염의 급성 징후가 사라지고 건강한 상태로 돌아오는 시기

🔬 UNIT 04   감염에 대한 신체 방어기전

1. 정상 균총
    ① 상주하는 미생물로 질병을 일으키지 않고 건강을 유지하는데 도움
    ② 인체의 여러 표면 조직에 분포하면서 질병을 일으키는 병원균의 서식 및 침입을 방어
    ③ 감염에 대한 인체의 비특이적 방어체계 중 하나임

2. 염증 반응
    ① 염증 반응 : 손상이나 감염에 대한 방어적인 혈관 및 세포 반응
    ② 염증 과정은 국소적인 손상이 전신으로 확산되는 것을 방지

3. 정상 신체 방어체계 ★★

신체부위	방어기재	작용
피부	• 손상되지 않은 피부층 • 가장 바깥 피부층 탈락 • 피지	• 미생물에 대한 기계적 방어기전 • 피부표면에 붙어 있는 미생물 제거 • 지방산이 포함되어 있어 세균을 죽임
구강	• 손상되지 않은 구강 점막 • 타액	• 미생물에 대한 기계적 방어 • lysozyme과 같은 향균 성분
호흡기계	• 상부기도의 섬모작용, 점액 분비물 • 대식세포	• 섬모작용으로 제거 • 폐포까지 들어온 미생물 파괴
비뇨기계	• 배뇨 • 손상되지 않은 상피세포층	• 소변의 흐름을 통해 방광이나 요도에 있는 미생물 세척 • 미생물에 대한 기계적 방어벽
위장관계	• 위산 • 소장의 빠른 연동운동	• 강산으로 미생물을 화학적 파괴 • 세균의 정체 방해
질	• 정상 상주균에 의한 낮은 산도의 질 분비물	• 산성 분비물(Dodelein균)은 세균의 성장 억제

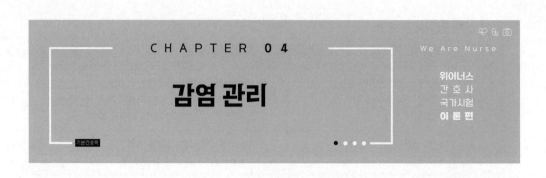

CHAPTER **04**

We Are Nurse

위아너스
간 호 사
국가시험
이 론 편

감염 관리

기본간호학

🔬 UNIT 01   소독과 멸균

1. 소독 : 물품에 있는 세균성 아포를 제외한 거의 모든 병원 미생물을 제거하는 방법 ★

(1) 끓이는 소독(자비소독)

① 가정에서 쉽게 사용가능
② 소독할 물품을 물에 잠긴 상태에서 100℃에서 10~15분간 가열
③ 아포를 가진 세균과 일부 바이러스는 제거하지 못함

(2) 자외선 소독

음식이나 열에 약한 물건의 소독 방법

(3) 건열 소독

① 165~170℃에서 적어도 3시간 이상 소독
② 분말 유리그릇 기름 등의 소독에 이용
③ 금속제품에 효과적

(4) 화학적 소독 ★

화학약품이나 가스를 사용하여 미생물을 파괴 또는 성장을 억제시킴
가. 70% 알코올(Alcohol)
　　① 체온계, 청진기 표면, 피부 소독에 이용
　　② 세균, 진균, 결핵균, 바이러스
　　③ 작용시간이 빠르고 착색이 되지 않음
　　④ 단점 : 잔류 효과가 없고, 피부를 건조시키며, 고무 제품은 딱딱해짐, 아포에는 살균
　　　　력이 약함

나. 포비돈 아이오다인(Povidone Iodine; 베타딘)

    ① 피부소독에 주로 이용

    ② 세균, 아포생성균, 진균, 바이러스, 결핵균

    ③ 독성과 자극성이 적고 작용시간이 빠름

    ④ 단점 : 피부를 착색시키고 금속을 부식시킴

다. 과산화수소(H_2O_2)

    ① 악취 제거 및 살균 효과가 있으나 작용이 짧고 미약함

    ② 상처 표면, 구강점막, 인두의 소독에 사용

    ③ 구강 소독 시 물이나 생리식염수와 희석하여 사용

2. 멸균 : 병원균, 비병원균 및 아포를 포함한 모든 미생물 사멸

(1) 고압증기멸균법(autoclave) ★★

    ① 높은 압력, 높은 온도로 모든 미생물과 아포를 파괴하는 가장 확실한 방법

    ② 120~130℃, 15~17Ib/inch³, 30~45분간 멸균

    ③ 관리방법 편리, 독성이 없음, 저렴한 비용

    ④ 수술용 기계 및 기구 일반 기구 및 물품, 드레싱 거즈, 린넨류, 스테인레스 기구

    ⑤ 고무제품, 내시경 제품은 제외

(2) 산화에틸렌 가스(EO gas) ★

    ① 세포의 대사과정을 변화시켜 아포와 미생물을 파괴시킴

    ② 30~60% 습도, 45~55℃에서 1시간 30분~2시간 동안 멸균

    ③ 마모되기 쉬운 기구, 열에 약한 물품 멸균에 용이

    ④ 침투력이 강하고 효과적이나 비경제적

    ⑤ 독성이 있어 멸균 후 상온에서 8시간~16시간 동안 방치(환기)해야 함(장시간 걸림)

    ⑥ 각종 카테터 및 내시경 등 열에 약하고 습기에 예민한 기구

(3) Wydex(Glutaraldehyde)

    ① EO 가스 멸균을 할 수 없거나 열에 약한 물건을 멸균할 때 이용

    ② 독성이 있으므로 멸균 증류수로 세척해야 함

🔖 UNIT 02   내과적 무균법(Medical asepsis) ★★

1. 내과적 무균법의 정의
① 미생물의 수를 한정하거나 줄이는 방법
② 병원체의 수와 전파를 줄일 수 있는 방법

2. 손씻기 ★
① 병원 감염을 예방하기 위해 가장 중요하고 기본적인 방법
② 비누나 세제, 물을 사용하여 10~15초 이상 씻거나 손 소독제만을 이용한 손씻기
③ 손이 팔꿈치보다 아래로 있게 하며 흐르는 물에 비누를 묻혀 30초 정도 강하게 비비면서 씻음
④ 기계적 마찰을 이용하여 먼지와 유기물 제거

3. 개인 보호장비 착용
유니폼, 소독복, 소독가운, 마스크, 장갑, 머리와 신발덮개, 보호 안경 등 착용

🔖 UNIT 03   외과적 무균법 ★★★★★

• 외과적 무균법(Surgical asepsis) : 장비에 아포를 포함한 미생물이 전혀 없도록 하는 방법
• 무균기술(Sterile technique) : 무균 물건이 오염되는 것을 방지하는 행위

1. 외과적 무균법의 정의
① 멸균 유효기간이 지나면 더 이상 멸균된 것으로 간주되지 않음
② 멸균 영역 바깥에서 2.5cm 이내의 가장자리는 오염지대로 간주함
③ 멸균포장이 젖으면 미생물이 침투해서 오염된 것으로 간주함
④ 허리선 이하에 있는 멸균품은 철저히 감시되지 못하므로 오염된 것으로 간주함
⑤ 공기에 오랜 시간 동안 노출되면 오염되므로 공기의 흐름을 일으킬 수 있는 활동은 피해야 함
⑥ 멸균 영역에서 사용되는 모든 물품은 멸균되어야 함
⑦ 피부는 멸균할 수 없으므로 오염으로 간주함

2. 멸균용액 따르기 ★

① 용액을 따르는 동안 뚜껑을 들고 있으려면 뚜껑의 안쪽 면이 아래로 향하게 들고 있어야 하고, 테이블에 놓으려면 뚜껑의 안쪽 면이 위를 향하게 놓아야 함

② 멸균용액 사용 전 용기의 입구에 있던 오염물 제거를 위해 용액의 소량을 먼저 따라 버림

③ 용액이 멸균영역에 튀어서 젖은 오염지역 만들지 않도록 용기의 높이를 너무 높지 않게 함

④ 라벨이 붙어 있는 쪽을 손으로 감싸고 용액을 따르기(라벨에 용액이 묻을 경우 미생물의 서식지가 될 가능성이 있으며 라벨의 표기사항이 지워질 수 있음)

3. 외과적 손씻기(Surgical hand scrub)

(1) 목적

손, 손톱, 전박에 있는 일시균이나 상주균을 물리적, 화학적, 기계적인 방법을 사용하여 제거하기 위함

(2) 방법

손을 팔꿈치보다 높게 하고 솔에 방부제를 묻혀서 10~15분 동안 손의 피부 주름과 손톱 밑에 있는 상주균까지 제거하고 세척 후에도 손끝이 팔꿈치보다 높이 유지되게 한 후 멸균 수건으로 손을 기계적 마찰을 이용해 닦음

4. 멸균장갑 착용하기(개방식)

(1) 목적

각종 감염균으로부터 시술자를 보호하고 시술자의 손에 있는 균으로부터 기구의 무균상 태를 유지하고 개방 상처를 보호하며 교차감염을 줄이기 위함

(2) 방법

① 손을 깨끗이 씻고 말림

② 내부포장지의 윗부분을 뒤로 주의 깊게 벗기고 내부포장의 바깥부분만 만져서 꺼낼 것

③ 내부포장을 조심스럽게 열고 멸균장갑의 cuff 부분이 착용자와 가깝게 되도록 내부 포장을 펼침

④ 왼손의 엄지와 검지를 사용하여 오른손에 낄 멸균장갑의 cuff 부분의 맨 윗 끝을 잡기

⑤ 멸균되지 않은 손은 장갑의 안쪽 면만 만질 것

⑥ 오른손을 장갑 안에 넣어 장갑을 끼고 접힌 cuff는 다른 손에 장갑 착용 전까지 펼치지 말고 둠

⑦ 장갑을 낀 손의 엄지를 바깥으로 한 채 장갑 낀 손의 네 손가락을 남은 장갑의 접힌 cuff 부분 밑으로 집어넣고 장갑을 들어 올림

⑧ 왼손을 장갑 안으로 넣어 장갑을 낀 후 손목의 접힌 cuff 부분을 폄. 먼저 낀 장갑의 접힌 cuff 부분도 편 다음 양손의 장갑을 잘 조절하여 완전히 착용함

5. 이동 섭자 사용방법
① 멸균된 물품을 용기에서 꺼낼 때와 옮길 때 이동 섭자를 사용함
② 섭자 통에는 섭자를 하나씩만 꽂아 사용함
③ 섭자 통 가장자리는 오염 영역으로 간주하기 때문에 섭자가 닿지 않도록 함
④ 섭자 끝은 항상 아래로 향하게, 눈에서 보이게(허리 아래로 내려가지 않도록) 함
⑤ 물건을 옮길 때 섭자의 끝이 소독부위 면에 닿지 않도록 떨어뜨림
⑥ 섭자통과 이동 섭자는 매일 소독한 후 사용함(24시간마다 교환)

6. 멸균포장 물품 열기
① 멸균포는 간호사의 반대편에서 풀 수 있도록 놓아둠
② 멸균포의 가장자리 2.5cm는 오염된 것으로 간주하고 오른쪽은 오른손으로, 왼쪽은 왼손으로 폄(먼 쪽부터 펼침)

🔖 UNIT 04 　격리

1. 격리(Isolation) ★
입원환자, 병원직원, 방문자간의 감염성 질환의 전파를 제한하기 위한 보호조치

구분	격리	역격리
정의	환자의 전염병으로부터 타인을 보호하는 것	민감한 환자를 외부 균으로부터 보호하는 것
대상	대상자가 전염성 질환일 때	질병이나 상처 혹은 면역억제제의 사용으로 감염에 대해 정상적인 신체 방어력이 낮아진 사람들에게 필요 예 신생아, 화상, 백혈병 대상자 등
간호	• 물품과 진단기구는 격리기간이 끝날 때까지 병실 안에 두고 쓰고, 린넨통과 쓰레기통은 문 바로 안에 놓고 쓰기 • 방문은 닫아두고 공기순환이 없어야 함 • 환자 개인 방에 있는 화장실을 사용하고, 가능한 일회용품을 쓰기 • 비 일회용품의 경우는 이중포장을 해야 함	• 문을 닫아둠(외부공기유입으로 감염이 될 수 있음) • 내과적 무균법 실시 • 욕실과 변기가 개인실에 있어야 함 • 마스크·신발덮개·가운 등 모든 물품을 멸균 혹은 소독된 후 사용해야 함 • 장갑은 직접적 접촉에만 착용 • 환자에게 사용될 모든 물품은 사용하기 전에 증 기나 공기로 멸균한 상태여야 함

2. 격리 방침 ★★

(1) 공기전파 차단

① 공기 감염원의 전파를 줄이는 방법

② 먼지에 붙어있거나 증발된 비말에 존재하는 5마이크론 이하의 병원균 차단

(2) 비말전파 차단

① 5마이크론 이상의 병원균 차단하는 방법

② 병원균이 가까운 접촉(보통 1m 이내)으로 감염균 전파되는 것 방지

(3) 접촉방침

직접 또는 간접 접촉으로 병원균이 전파되는 것 차단

격리법	방법	전파질환
장격리	경구 감염을 통해 전파	A형 간염, 장티푸스, 콜레라, 감염성 설사
완전 격리	전염성이 높은 질환, 호흡기 전파 질환	디프테리아, 신종 인플루엔자
혈액/체액격리	감염된 혈액·체액의 직접 접촉으로 인한 전파	B형 간염, 매독, AIDS 등

3. 항생제 저항

① 한 때 효과적이었던 항생제에 대해 더 이상 반응하지 않음(항생제의 남용, 오용 등으로 인해 병원체에 항생제에 대한 내성이 형성됨)

② MRSA(Methicillin Resistant Staphylococcus Aureus)MRSA는 수술 창상감염, 피부감염, 정맥주사로 인한 균혈증, 폐렴의 주 원인균으로 전파가 잘 되어 집단 감염발생 위험이 큼

③ VRE(Vancomycin Resistant Enterococcus)중환자실에서 vancomycin에 저항성을 가진 장내구균에 의한 병원감염이 심각한 문제로 대두

4. 관리 지침

① 의료인에게 MRSA, VRE 감염 대상자임을 알려 접촉 전파를 예방하도록 함

② 간호행위 전후의 손 씻기 철저

③ 접촉 격리

④ 물품관리에 주의 : 혈압계, 청진기, 산소포화도 센서 등은 단독 사용

⑤ 기구 및 사용 물품은 소독 시 다른 환자 물품과 별도 분리수거

⑥ 퇴원 시 병실 소독 후 다른 환자 사용

🔬 UNIT 05 표준예방조치 ★★★★

1. 질병종류나 감염상태 여부와 무관하게 병원에 있는 모든 대상자 간호에 적용

2. 혈액, 모든 체액, 배설물 및 땀을 제외한 분비물, 손상된 피부, 점막 등에 적용

3. 표준 예방조치 방법
   ① 오염된 물체와 접촉 시 청결한 장갑을 착용하고 장갑을 벗을 때는 오염되지 않은 물건이나
      표면을 접촉하기 전에 장갑 벗기
   ② 오염물질이 튈 수도 있으므로 마스크와 보안경, 안면가리개와 깨끗한 비멸균 가운을 착용
   ③ 오염된 물질과 기구들이 타인과 주변 환경을 오염시키지 않도록 관리할 것
   ④ 사용한 물품은 내구성이 강한 용기에 보관할 것
   ⑤ 장갑 착용 여부와 관계없이 혈액 등 오염된 물체와 접촉한 후에는 즉시 손을 씻도록 함

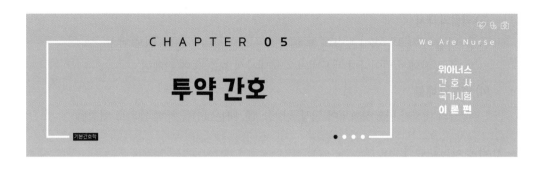

CHAPTER 05

투약 간호

We Are Nurse

위아너스
간 호 사
국가시험
이 론 편

기본간호학

UNIT 01 투약의 기본

1. 약물의 기본 이해

1) 약물의 약동학적 특성

(1) 약물의 흡수

약물이 체내로 들어가 혈류에 도달하기까지의 과정

가. 투여경로, 투여 부위의 혈류

　① 피부 < 점막, 호흡기도 : 점막, 폐에 혈관이 잘 분포되어 약물흡수가 잘 일어남

　② 경구 < 피하 < 근육 < 정맥 : 경구투여는 위장관을 통해 흡수되므로 흡수가 느린 편이며, 정맥주사는 직접 혈류로 약물을 투여하므로 흡수가 가장 빠름

나. 약물의 용해도

　① 수용성 < 정제, 캡슐 : 용액은 위장관에서 다시 용해시킬 필요가 없으므로 정제, 캡슐보다 흡수가 빠름

　② 산성 : 위 점막 흡수용이

　③ 염기성 : 소장에서 흡수

다. 약물의 지질 용해도 – 지용성 약물이 흡수가 잘됨

라. 체표면적

　위<소장 : 흡수표면적이 넓을수록 약물의 흡수가 좋고 효과가 빠름

(2) 약물의 분산(신체내에서의 약물의 이동)

혈류로 들어간 약물이 신체 조직과 기관 내로 이동하여 해당부위에 작용

① 순환

② 막 투과성

③ 단백질 결합

(3) 약물의 대사

① 약물이 작용부위에 도달한 후 배설되기 쉬운 형태로 전환, 해독 과정

② 주로 간에서 일어나며 세포내의 약물대사성 효소 등에 관계됨

(4) 약물의 배설

약물의 대사가 비활성화되어 신장, 간, 장, 폐, 내분비선을 통해 체외로 배설됨

2) 약물 작용의 유형 ★★

(1) 치료 효과 : 약물 투여로 기대되는 바람직한 생리적 반응

(2) 약물의 역효과

① 부작용(side effect) : 약물 투여 시 예측하지 않은 이차적인 효과를 유발, 잠재적 유해작용을 일으킬 수 있음

② 역효과(adverse effect) : 원하거나 의도하지 않은 예측할 수 없는 심각한 약물 반응

③ 독작용(=독성효과, toxic effect) : 많은 양의 약물 투여 후 축적되거나 민감성으로 초래되며 다양한 신체기관이나 조직에 대한 약물의 해로운 효과를 의미

④ 알레르기 반응 : 약물에 대해 예측할 수 없는 면역반응 중 하나로 어떤 약물에 대한 감수성이 있어 약물의 투약에 따른 면역학적 반응을 보이는 것 → 이전에 투여된 약물에 항체를 가지고 있었던 대상자에게 나타남(약물의 5~10%), 반응은 두드러기, 소양감, 오심, 구토

ㅇㅖ 아나필락틱 반응(anaphylactic reaction)은 생명을 위협하는 응급상황, 갑작스런 기관지 근육 수축, 심한 천명음과 호흡곤란 등

⑤ 약물내성 : 장기간 약물을 사용한 경우 대사 작용이 저하되어 용량을 증가시키지 않으면 약물 효과가 나타나지 않는 상태

⑥ 축적 작용 : 흡수에 비해 배설 또는 해독이 지연되는 경우로 다음 약물이 투여되기 전에 대상자가 약물을 대사할 수 없어 혈중 또는 조직 내에 약물이 축적되는 경우

⑦ 약물의 상호작용 : 약물을 한 종류만 투여했을 때보다 두 종류 또는 그 이상의 약물을 동시에 투여했을 때의 효과

(3) 비치료적 투약

① 약물 오용(misuse) : 과량 사용, 소량사용, 잘못 사용

② 약물 남용(abuse) : 약물을 부적절하게 과량 복용하는 것으로 알코올, 각성제, 카페인, 담배, 진정제 등

③ 약물의존성(drug dependence) : 신체적, 정신적으로 특정 약물을 갈망하고 탐닉

2. 투약 처방

1) 투약 처방시의 구성요소

① 대상자 이름 및 병록번호

② 투여날짜, 시간

③ 약물명 : 상품명 혹은 성분명

④ 투여용량

⑤ 투여경로 : 경구, 국소, 흡입, 비경구 등

⑥ 투여횟수 ★

  ㉠ bid(하루에 두 번), tid(하루에 세 번), qid(하루에 네 번)

  ㉡ q.h.(매 시간마다), q4h(4시간마다), hs(취침전), ac(식전), prn(필요할 때마다)

  ㉢ stat(즉시), q.d.(매일), q.o.d(하루 건너)

⑦ 투약 처방 의사 서명

  ★ 투약 처방시의 구성요소 중 하나라도 누락되었다면 누락된 정보가 채워질 때까지
  투약을 보류함

2) 투약처방의 종류 ★

(1) 구두 처방

① 면담이나 전화로 대상자 간호를 위한 처방을 하는 것

② 일단 투약을 먼저 한 다음 처방을 한 의사로부터 서면화된 처방을 즉각 요청해야 함

③ 구두 처방에 의한 투약 내용을 기록함

(2) 즉시처방

처방이 내려진 즉시 투여하되 단 1회에 한해 투여

(3) 1회 처방

약물을 특정한 시간에 한 번만 투여

(4) 정규처방

그 약물의 투여를 중단하라고 처방이 서면으로 내려질 때까지 계속해서 투여

(5) 필요시처방

대상자에게 그 약물이 필요한 순간에 간호사가 판단하여 투약을 실시하는 과정

3) 투약의 기본원칙 : (5right+5right) ★

① 정확한 약(right Drug) ┐

② 정확한 용량(right Dose)

③ 정확한 경로(right Route)   5right

④ 정확한 시간(right Time)

⑤ 정확한 대상자(right Client) ┘

⑥ 정확한 기록, 정확한 교육, 거부할 권리, 정확한 사정, 정확한 평가 ― 5right

4) 안전한 약물준비 방법

(1) 밝은 조명 아래에서 약물 준비함

(2) 약물용기의 라벨 3번 확인

① 약병을 약장에서 꺼내면서

② 약물을 준비하기 전에

③ 약물을 다시 제자리에 놓을 때

(3) 유효기간 확인할 것

5) 약 용량 계산 ★

약물계산 공식

$$계산 = \frac{500mg}{250mg} \times 5ml = 10ml$$

예 erythromycin 500mg이 처방 났으며 1vial 5ml에 250mg 들어갔다면 투여할 약물의 양은?

$$투여량 = \frac{처방된\ 약물\ 용량}{약의\ 용량} \times 용액의\ 양$$

수액 계산

$$분당\ 방울\ 수 = \frac{1일\ 수액주입량(ml) \times ml당\ 방울\ 수}{24시간 \times 60분} \times 용액의\ 양$$

$$1방울\ 점적\ 시\ 걸리는\ 시간 = \frac{24시간 \times 60분 \times 60초}{1일\ 수액주입량(ml) \times ml당\ 방울\ 수}$$

예 2000ml의 수액을 24시간 동안 주려고 한다. 몇 초에 한 방울씩 주입되도록 조절해야 하는가?(주입 세트 1ml당 20방울)

$$계산 = \frac{24시간 \times 60분 \times 60초}{2000ml \times 20drops/ml} \times 2.16$$

※ 2.16초에 한 방울씩 점적되도록 수액을 조절한다.

6) 약물 투여 기록

① 투약기록은 법적으로 매우 의미있고 필요한 기록이며 약물 투여 후 즉시 기록해야 함

② 약 이름, 용량, 투여경로, 시간, 간호사 서명 등

③ 투약거절 혹은 어떠한 이유로 투약하지 못한 경우 상황과 이유를 자세히 기록해야 함

3. 마약류 관리

① 마약은 이중 잠금 장치가 있는 서랍, 상자, 방 등에 보관함

② 마약을 정확하게 사용하고, 사용하고 남은 마약을 정확하게 기록하고 약국에 반납

③ 부득이 폐기하여야 하는 경우는 다른 간호사 입회하에 실시하고 두 명의 간호사가 마약대장에 서명

④ 마약사용을 기록 : 대상자명, 투약 날짜 및 시간, 약명 및 용량, 처방한 의사와 면허번호, 투여한 간호사명

4. 투약 과오관리

1) 투약 과오 발생 시 중재
① 오류를 발견하자마자 곧바로 대상자 상태를 사정
② 처방자와 감독간호사에게 즉시 보고(윤리적 법적 책임)
③ 기관 정책에 따른 과오 발생 보고서 작성

2) 투약 과오 예방
① 투약 전 대상자 문진 : 과거력, 과거 약물의 부작용, 대상자 가족력 등
② 사전검사 : 과민반응을 일으킬 수 있는 약물 투여 전, 피부반응검사
③ 약품 설명서의 주의사항, 부작용 및 금기 사항에 대한 확인
④ 투약에 관한 기본 원칙 준수
⑤ 통상 용량을 초과하거나 미달된 처방은 확인 후 투약
⑥ 투약 후에는 즉시 기록
⑦ 투약에 관한 보수 교육 참여

🔬 UNIT 02 　경구 투약 및 국소 투약

1. 경구 투약
구강, 설하, 볼점막으로 약물을 투여하는 것으로 가장 쉽고 흔히 사용

1) 경구 투여의 장단점

(1) 장점
① 편리하고 경제적이며 피부를 손상시키지 않음
② 약물투여가 대상자에게 많은 부담을 주지는 않음

(2) 단점
① 오심, 구토가 심한 대상자 또는 삼키지 못하는 대상자에게는 부적합
② 특별한 검사나 수술 전에는 투약 불가
③ 흡인의 위험이 있음
④ 위장 장애, 치아 변색 등의 부작용

2) 경구 투약 간호중재

① 종이컵이나 플라스틱 컵을 대상자의 침상가에 놓고 준비할 것

② 간호사는 자신이 준비한 약만을 대상자에게 투여하며, 다른 간호사가 준비한 약은 투약하면 안 됨

③ 침상가에 놓았을 때 대상자가 약을 다 먹는 것을 확인해야 함

④ 대상자가 금식인 경우 약물 투여를 금함

⑤ 설하 또는 볼점막 투여 약물은 삼키지 말고 녹여서 약물이 점막으로 흡수되도록 함

⑥ 특별한 경우가 아니면 약의 형태를 변경하지 않음

⑦ 특별한 지시가 없으면 두 가지 이상의 약물을 섞어 주지 않음

⑧ 대상자가 약을 다 먹는 것을 확인하고 약물 투여하지 않은 경우(금식) 또는 투약을 거절하여 투약하지 못한 경우는 반드시 기록할 것

⑨ 흡인 예방

ㄱ 가능한 앉거나 상체를 세운 자세에서 투약

ㄴ 한 번에 한 알씩 투약

ㄷ 편마비가 있을 경우에는 건강한 쪽으로 약을 넣어 삼키도록 교육

⑩ 대상자에게 물약을 투약할 때 약컵의 눈금을 기준선에 맞춰 읽는다.

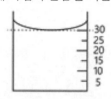

3) 경구투여 시 특별 투여 방법

① 치아를 착색하거나 에나멜층을 손상시키는 약물 투여 시에는 약물을 희석하거나 빨대를 사용하고 투여 후 입안을 충분히 헹굼

② 부수어 음식물과 함께 복용(장용제피는 제외함)

③ 투약 전에 얼음조각을 입에 물고 준비

④ 기름종류의 약 보관은 냉장고에 저장하면 약을 먹을 때 맛이 덜 역겨움

⑤ 점적기로 투약 시 구개반사가 일어나지 않게 잇몸과 뺨 사이에 약물을 넣어줌

⑥ 투약 후 즉시 양치질을 함

⑦ 금기가 아니라면 약맛을 희석시키기 위해 많은 양의 물이나 주스를 마심

> **경구투여 금기환자**
>
> ① 연하곤란이 있는 환자
>
> ② 손상, 수술, 악성종양 등에 의해 입으로 아무것도 먹을 수 없는 환자
>
> ③ 의식이 불분명한 환자
>
> ④ 구토가 있는 환자

4) 위관을 통한 약물 투여

① 액체약 혹은 물에 탄 가루약을 줄 수 있으며 가루약은 적은 양의 따뜻한 물 15~30cc로 희석함
② 완화제는 부피가 커지므로 투약을 피하도록 함
③ 물약은 실온 상태로 투여
④ 조절기를 열고 비위관의 위치를 확인한 후 투약, 투약 전·후 15~30ml의 물이나 생리식염수를 통과시킴
⑤ 공복 시 복용하는 약물은 투약 15~30분 전·후로 하여 위관영양을 피함
⑥ 투약 후 clamp하고 오른쪽으로 반좌위 유지

5) 장관(Enteral tube)을 이용한 경구투약

① 대상자가 약물을 삼킬 수 없을 때 장관을 이용하여 주입함
② 약물에 15~30cc 물을 섞어 약물을 희석하고 점적 용이하게 함
③ 장관을 통해 부피가 커지는 완화제 투약은 피하여 잠재적 장관 폐쇄를 예방함
④ 공복에 주어야 하는 약물은 투약 15~30분 전·후 동안 위관영양을 피함

2. 국소 투여

1) 피부약

국소 효과를 내어 부작용이 적은 장점이 있음

(1) 도고제(Inunction) 투여

① 연고, 오일, 로션 또는 크림 등과 같은 약제를 피부에 문지르는 것
② 도고제 투여 간호
  ㉠ 손을 씻도록 함(손에 있는 미생물 제거)
  ㉡ 비누와 물로 치료 부위를 세척(약물 흡수 촉진)
  ㉢ 도고제를 손가락 끝이나 면봉 또는 사각 거즈에 묻혀 피부에 문지름
  ㉣ 필요 시 적용 부위에 열을 가함(말초 혈관을 확장시켜 흡수 속도 증가)

(2) 피부 부착제(patch) ★

① 약물이 접착제에 도포되어 있어 피부에 접착하여 사용
  예 니트로글리세린(Nitroglycerine, 관상 동맥 확장제), 스코폴라민(Scopolamine, 멀미약), 에스트로겐(Estrogen, 폐경기 증상 치료 호르몬), 니코틴 패치(Nicotine patch) 등
② 적용 부위
  ㉠ 혈관 분포가 적절한 모든 부위에 사용 가능
  ㉡ 가슴, 어깨 및 상완과 같은 상체 부위, 귀 뒤 등

(3) 로션(lotion)

① 피부자극을 완화시키고 약산성, 약알칼리화 시키기 위해
② 사용전 충분히 흔들어 준 후 소독솜으로 가볍게 펴 바르고 흡수시킴

(4) 분말(powder)

① 미세가루로 된 비흡수성 약물, 피부 보호를 위해 사용
② 엷게 뿌려주고 거즈로 커버함

(5) 이고제(pastes)

① 연고와 유사하며 분비물을 흡수하는 경향있음
② 개방성 상처에 무균술을 적용하여 엷게 도포하면 상처를 대변이나 소변으로부터 보호함

2) 안약

(1) 안약 투약의 목적

① 치료목적 : 눈의 소염, 진통완화, 분비물 제거, 치료, 이물질 제거
② 검사목적 : 동공확대, 수축(수술준비)

(2) 투약 시 주의 사항

① 약물이 안구에 직접 닿지 않도록 함
② 감염예방을 위해 안검이나 눈의 다른 부위에 약물 용기가 닿지 않도록 함
③ 안약은 다른 사람과 함께 쓰면 안 됨
④ O.S. : 왼쪽 눈, O.D. : 오른쪽 눈, O.U. : 양쪽 눈

(3) 안연고 투약 방법 ★★★

① 미생물 번식을 방지하기 위해 손을 씻도록 함
② 대상자를 눕히거나 앉게 한 후 머리를 뒤로 젖힘
③ 소독된 생리식염수로 내안각에서 외안각 쪽으로 닦음
④ 안약 투여 시에 천정 쪽을 보도록 지시함
⑤ 하안검의 피부 아래쪽으로 잡아당겨 안연고는 조금 짜내 버리고 하안근 내측에서 외측으로 1~2cm 정도 바름
⑥ 안약은 처음 방울은 버리고 처방된 방울만큼 아래쪽 결막낭에 떨어뜨림
⑦ 약물이 고르게 퍼지도록 눈을 서서히 감은 후 눈동자를 굴림

3) 귀약

(1) 귀약 점적의 목적

① 외이도의 귀지를 부드럽게 하고 청결 유지, 외이도의 통증 감소
② 내이의 감염 방지 및 염증 치료

(2) 귀약 점적방법

① 아픈 귀가 위로 오도록 측위를 취함
② 이관을 곧게 하기 위해 성인은 이개를 후상방, 3세 이하 어린이는 이개를 후하방으로 당김
③ 현훈과 오심을 예방하기 위하여 체온과 비슷한 온도의 약물을 사용
④ 약물을 투여 후 이주를 몇 번 눌러 줌
⑤ 여분의 약물 흡수되도록 솜으로 귀를 느슨하게 막음
⑥ 반대편 귀에도 약물 투여 시, 적어도 15분 기다린 후 점적

4) 코약

(1) 목적

① 비점막의 부종, 울혈 경감
② 비강과 부비강의 염증 제거

(2) 코약 투여 방법

① 앉은 자세에서 머리를 뒤로 젖히거나 눕는 자세(어깨 밑은 베개로 지지)
② 입으로 숨 쉴 수 있도록 점적기가 비점막에 닿지 않도록 약물 투여
③ 점적 후 5분 동안 같은 자세 유지

5) 질 좌약

(1) 목적

① 질의 청결과 감염의 치료, 소양증이나 통증 감소 및 질의 불편함 감소
② 약물 주입

(2) 방법

① 목적과 절차 설명, 약물 투여 전 방광을 비우도록 함(방광이 팽만 되면 치료 시 불편함)
② 배횡와위, 프라이버시 유지
③ 음순 소독(위에서 아래로, 대음순 → 소음순 → 질 요도구)
④ 음순을 벌리고 질 내로 질 투여기를 보통 5~10cm 정도 밀어 넣기
⑤ 삽입 후 적어도 10~30분 동안 누워 있도록, 투여 후 원한다면 위생패드를 착용할 것

6) 직장 좌약 삽입

(1) 목적

① 하제, 해열제, 진정제, 신경안정제, 기관지 확장제 약물을 투여하기 위함
② 약물의 혈중농도를 낮게 유지하지 위함

(2) 직장 내 약물 투여 방법 ★★★

좌측위를 취하게 한 후 항문괄약근의 원활한 이완을 위해 환자에게 입으로 호흡하게 하면서 좌약이 직장 벽에 위치하게 하여 10cm 삽입함(소아의 경우에는 5cm 삽입)

7) 흡입제

(1) 흡입제의 목적

① 분비물을 묽게 하기 위함
② 환기를 증진하기 위함
③ 약물 투여를 위함 : 폐의 넓은 표면적을 통해 약물의 흡수가 빠름

(2) 흡입제 적용 방법

① 약물이 들어 있는 압축통을 흔든 후 흡입기에 삽입
② 머리를 약간 뒤로 기울이고 오므린 입술로 천천히 숨을 내쉴 것
③ 입을 열고 입에서 2~5cm 정도 떨어져 분무하여 흡인할 것
④ 약물이 폐에 도달할 수 있도록 5~10초간 호흡을 멈추기
⑤ 입술을 오므리고 천천히 숨을 내쉴 것
⑥ 흡입한 약물의 뒷맛이 불쾌할 경우 소금물로 양치질 함

🔵 UNIT 03   비경구 투약

• 구강 또는 국소 투여에 비해 약물 효과가 신속하고, 위장계 장애 없이 흡수됨
• 피내주사, 피하주사, 근육주사, 정맥주사, 경막외, 복강 내, 척수 내, 흉곽 내, 동맥 내, 관절강 내

1. 비경구 투약 도구

1) 주사기

① 외관(Barrel) : 약물을 보유하는 주사기 부분
② 내관(Plunger) : 앞, 뒤로 조절하여 약물을 주입하고, 뺄 수 있는 외관 안에 포함된 부분
③ 끝부분(Tip) : 주사기의 주사바늘이 부착되는 부분
④ ml, cc, U 등의 눈금으로 단위 표시

2) 주사바늘

① 길이 : 주입 부위에 따라 다양(0.5~2.5인치)
② 굵기 : 게이지(Gauge)로 표시, 숫자가 작을수록 굵기가 굵음(18~27G)
③ 바늘의 끝은 피부를 쉽게 통과하기 위해 경사면으로 됨

2. 약물 준비

1) 앰플(Ample) 준비

① 앰플의 끝을 가볍게 쳐, 약물이 앰플 아래쪽으로 모이도록 함
② 거즈나 알코올 솜으로 앰플의 목을 감아 손가락을 보호하며 앰플의 목을 꺾어 분리함
③ 앰플을 기울여 약물을 빼냄
④ 약물을 다 뽑고 나면 주사기 안의 남은 공기 제거

2) 바이알(Vial) 준비

Vial : 밀봉된 고무마개가 있는 유리나 플라스틱 통에 들어 있는 비경구적 약물
① 바이알의 고무마개를 덮고 있는 뚜껑 제거
② 바이알에서 약물 흡인 전 고무 부분을 알코올로 소독
③ 바이알에 흡인할 약물의 양만큼 주사기에 공기를 채워 바이알 안으로 주입
④ 바이알을 거꾸로 들고 주사기 내관 잡아당김
⑤ 원하는 양이 채워지면 바늘을 뺌
⑥ 파우더 형태의 바이알일 경우, 반드시 주사용 용해제, 멸균 증류수, N/S로 용해시킬 것

3. 비경구투여의 종류 및 방법

1) 비경구투여의 방법에 따른 흡수속도

① 근육주사 : 피하보다 혈관분포가 많고 빠른 흡수
② 피하주사 : 경구투여보다 흡수가 빠름
③ 피내주사 : 약물흡수 속도가 매우 느리고 알레르기 검사에 사용됨
④ 정맥주사 : 흡수 속도가 가장 빠르고 응급상황에 적합
⑤ 기타 : 동맥 내, 복강 내, 심장근육 내, 척추, 뼈 등에 투약

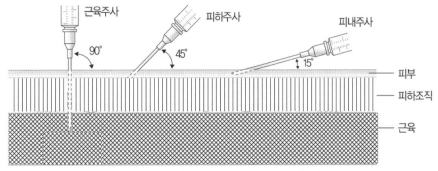

흡수속도

정맥주사 〉 근육주사 〉 피하주사 〉 피내주사 〉 경구투여

[주사부위별 바늘 삽입 각도]

2) 피내주사(Intradermal injection) ★★

① 목적 : 투베르쿨린 반응, 알레르기 반응 등의 진단 목적 및 BCG 접종

② 비경구 투약 중 가장 흡수가 느림, 약물에 대한 반응을 쉽게 육안으로 확인가능

③ 0.01~0.05cc의 적은 양 투여

④ 부위 : 전완의 내측면, 흉곽의 상부, 견갑골 부위

⑤ 피내주사 방법

   ㉠ 주사가 삽입될 부분의 중심을 바깥쪽을 향해 원을 그리며 알코올 솜으로 깨끗이 함

   ㉡ 환자의 팔을 잡고 주사 부위 피부를 팽팽하게 함

   ㉢ 주사기를 잡고 주사바늘의 경사면을 위로하여 주사바늘을 피부와 거의 평행하게 약
      10~15° 정도로 주사바늘 삽입

   ㉣ 주사기의 내관을 밀어 넣어 피부에 조그만 구진(Wheal) 형성

   ㉤ 주사바늘 빠르게 제거 후 주사부위 마사지하지 않도록 교육

   ㉥ 주사 후 정해진 관찰 시간에 따라 주사 부위 국소반응 징후 관찰(투베르쿨린 반응
      관찰 시에는 48~72시간 후)

⑥ 피내주사 검사방법 및 결과 ★

   ㉠ 주사하기 쉽도록 준비한 항생제 1ml 용액에서 0.5ml 정도만 남기고 나머지는 빼내
      서 버린다.

   ㉡ 팔의 전박 내측면(팔안쪽)의 주사할 부위를 알콜솜으로 닦는다.

   ㉢ 주사기 니들을 주입할 때 피부가 밀리지 않도록 왼손으로 피부를 쫙 펴지게 고정시
      켜 잡는다.

   ㉣ 피부를 살짝 떠서 10~15°의 각도로 니들 사면이 위로 가도록 찔러넣고 주사액
      0.02~0.05ml 정도의 용량을 천천히 주입하여 직경 3~5mm 정도 수포가 형성될
      때까지 약물을 주입한다.

   ㉤ 약물주입 후 주사기를 재빨리 뺀 후, 마른 알콜솜으로 문지르지 말고 표면에 묻은
      약물만 닦아낸다(문지르거나 마사지하게 되면 다른 조직으로 약물 흡수를 촉진시
      킬 수 있음).

   ㉥ 낭포 둘레에 검정색 볼펜으로 둥글게 표시하고, 주입한 시간을 표시한다.

   ㉦ 15분 후 결과를 판독한다(오랜 시간 경과하게 되면 약물에 너무 오래 노출되어 정확
      한 결과를 알 수 없음).

   ㉧ 붉은 발적이 없고 낭포가 가라앉아있으면 음성(Negative)으로 판정한다.

   ㉨ 직경 15~20mm 이상 발적, 직경 9~10mm 팽진이 보이는 경우와 동그란 부분이 바
      깥으로 붉게 퍼져있거나 두통, 이명, 호흡곤란, 빈맥, 안면홍조, 두드러기, 가려움을
      호소하는 경우에는 양성(Positive)으로 판정한다.

   ㉩ 양성반응이 나타난 경우에는 대조액으로 아무것도 섞지 않은 생리식염수를 반대편
      팔의 전박 또는 동일한 팔의 시험부위로부터 3cm 정도 떨어진 부위에 피내주사하
      고 15분 후 비교해서 생리식염수와 같은 반응이라면 환자의 피부가 예민한 것으로
      판단되므로 의사에게 보고 후 항생제 주입 여부에 대해 처방을 받는다.

3) 피하주사(Subcutaneous injection) ★★

(1) 피하주사의 목적

① 표피의 아래, 근육 위에 주사하여 경구투여보다 빠른 효과를 보기 위함

② 인슐린, 헤파린, 백신 등을 투여함에 있어서 소화효소에 영향을 받지 않게 하기 위함

③ 근육주사보다는 흡수를 더디게 하여 작용이 늦게 나타나게 하기 위함

(2) 피하주사부위

① 주사부위 : 상완 외측 후면, 복부 아랫부분, 대퇴 전면, 견갑골, 하복부

② 주사부위 선정방법

    ㉠ 인슐린 주사 : 자가주사 시 대퇴전면과 복부, 간호사 주사 시에는 상박외측과 복부 사용

    ㉡ 헤파린 주사 : 장골능보다 높은 복부 부위를 선택하여야 혈종 형성 가능성이 적어짐

(3) 주사방법

① 적절한 주사 부위를 선택한 후 알코올 솜으로 깨끗이 소독

② 주사 부위의 피부를 엄지와 검지로 집거나 팽팽하게 펴지도록 함

③ 주사부위의 지방량과 주사 바늘 길이 고려하여 45도 또는 90도 주사

④ 주사바늘이 혈관 내에 있지 않은가 확인하기 위해 다른 손으로 주사기 내관을 부드럽게 당겨보아 혈액이 흡인되는지 관찰

⑤ 혈액이 흡인되지 않으면 내관을 밀어 약물 주입

⑥ 주사바늘 신속히 제거

⑦ 금기가 아니라면 주사부위 마사지하기(약물 흡수를 증진하고 불편감을 감소시킴)

(4) 인슐린 주사투여 ★★★

① 인슐린은 Unit 단위로 공급되고 처방되므로 인슐린 주사기 사용

② 주사기 용량 : 0.5~1cc임, 표준 투여량 100U/ml임

③ 피하지방의 손상과 위축을 방지하기 위해 주사부위 매일 교체

④ 인슐린은 냉장고 보관

⑤ 인슐린 준비 및 혼합

    ㉠ 사용 직전에 손바닥에 놓고 굴려서 약이 섞이도록 함(흔들지 않음)

    ㉡ 인슐린을 섞을 경우 중간 작용형 혹은 속효성 인슐린에서 → 지속형 인슐린 순서로 (환자 스스로 할 경우, "맑은 것에서 탁한 것으로"하라고 설명)

    ㉢ 주사 후 마사지 금기

(5) 헤파린 주사투여

① 항응고제로서 혈액이 응고되는 시간 지연시킴

② 투여량 : 0.1 혹은 0.01cc 정도

③ 주사 부위에 국소 출혈 예방

ⓒ 이전 장소를 피해 돌아가면서 투여함

ⓒ 주사기를 주사부위에 찌른 후 주사기 내관 당겨 흡인하지 않아야 함

ⓒ 주사 후 마사지 금기

④ 장기치료 : 25~27G의 주사바늘로 하복부의 지방층까지 도달하도록 깊숙이 피하주사함

★ 헤파린의 근육 내 주사는 국소혈종 형성과 조직의 자극성 때문에 피해야 한다.

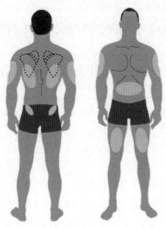

[피하주사 부위]

4) 근육주사(Intramuscular injection)

(1) 목적 및 장점

① 경구투여, 피하주사보다 흡수율이 높고 빠르게 작용하는 약물 투여

② 피하투여보다 많은 양 투여가능

③ 피하투여에 비해 조직의 약물 자극이 적음

(2) 주사부위 : 주사용액의 양, 근육 상태, 환자의 체위 변경 능력에 따라 주사부위를 선택하여 주사할 것

① 둔부의 배면(= 배둔부위, Dorsogluteal) ★★

ⓒ 후상장골극과 대퇴부 대전자를 잇는 가상선을 4등분한 둔부의 상외측 부위(주로 중둔근과 일부의 대둔근) → 복위나 측위

★ 주의점 : 좌골신경과 주요한 혈관 및 골조직의 손상을 피하도록 주의하여야 함 근육이완을 위해 복위를 취한 후 발끝을 내전시킴

② 둔부의 복면(= 측둔근, Ventrogluteal) ★

ⓒ 측위로 누운 상태로 전상장골극과 장골능 사이를 V자로 한 지점(중둔근과 소둔근) → 측위나 앙와위

ⓒ 실금환자와 같이 둔부배면을 사용할 수 없는 경우에 적용함

ⓒ 7개월 이상 어린이, 실금 대상자, 누운 자세, 비만한 사람

③ 외측광근(Vastus lateralis)
  ㉠ 대퇴부를 세로로 3등분하여 바깥쪽과 가로로 3등분한 가운데 부분을 주사함(앙와위 또는 좌위)
  ㉡ 3세 미만 어린이, 영아에게 적당한 부위 → 주요 혈관이나 신경이 없음
④ 대퇴직근(Rectus femoris) ★
  ㉠ 대퇴 앞쪽 대퇴직근에 주사함(앙와위 또는 좌위)
  ㉡ 다른 부위를 사용할 수 없는 경우(자가 주사, 장기안정 시 사용, 영아, 어린이)
⑤ 삼각근(Deltoid)
  ㉠ 견봉돌기 하단과 액와선 사이에 형성되어 있는 역삼각형 부위 → 견봉돌기 5cm 아래
  ㉡ 삼각근육은 흡수율이 근육주사 중 가장 좋으나 혈관분포가 많기 때문에 잘 사용하지 않음
  ㉢ B형간염 예방접종 등 빨리 흡수해야 하는 약물

(3) 근육주사 시 적합한 주사법
① 적절한 주사 부위를 선택함
② 피부 소독 후 피부를 팽팽하게 잡음
③ 피부와 90°로 바늘을 찌른 후 내관을 당겨 혈액이 올라오는지 확인
④ 약물을 서서히 주입하고 바늘을 재빨리 제거
⑤ 소독솜으로 주사부위를 부드럽게 문지름
⑥ 주사부위 불편감 완화
  ㉠ 허용되는 한 가장 작은 게이지의 바늘 사용
  ㉡ 조직을 자극하는 약물의 경우 투여하기 전 주사바늘 교환
  ㉢ 주사 부위 교대함
  ㉣ 주사바늘의 삽입과 제거 시에는 머뭇거리지 않도록
  ㉤ 주사바늘 제거 후 마사지하기
  ㉥ 근육을 이완하게 한 다음 주사
  ㉦ 통증이 심한 대상자는 주사 전 피부에 얼음을 적용하여 통증 완화

(4) Z-track 기법 ★
① 목적 ★
  ㉠ 피하조직에 심한 자극을 주거나 착색시키는 약물 주사 시(철분제, DPT 백신)
  ㉡ 피하조직에 약물이 묻지 않도록 하기 위해
  ㉢ 자극성이 강한 약물 주입 시 통증과 불편함을 감소시키기 위해
② 방법
  ㉠ 큰 근육 부위 선택하여 주사하도록 함
  ㉡ 바늘 삽입 전 피부를 2.5~3cm 잡아당기며 당겨진 상태에서 바늘 주입
  ㉢ 한손으로 내관을 당겨 혈액이 나오는지 확인(피부를 계속 당기고 있음)

ㄹ 약물 주입 후 약 10초 동안 피부는 계속 당기고 있음

ㅁ 약물이 새어나오지 않도록 주사바늘을 재빨리 빼면서 당긴 피부를 놓음

ㅂ 주사 후 문지르지 않음

(※ 주사기에 0.2cc 공기로 air lock을 만들어 준비하던 것은 위험성이 높아 최근에는 하지 않음)

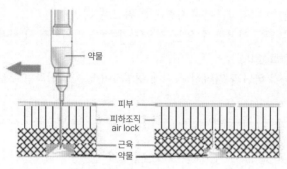

[Z-track 기법]

(5) 근육 주사 부작용

① 주사로 인한 동통, 불편감 : 긴장된 근육에 주사 시

② 피하, 근육조직 경결 형성 : 한 부위에 계속적인 약물 주입 시, 피하조직에 약물이 투여된 경우

③ 신경 손상 : 주사 시 신경을 건드리거나, 약물이 신경 가까이 주입됨

　　예 좌골/대퇴신경(다리 마비, footdrop), 요골신경(손과 팔 마비 초래)

④ 약물의 지나치게 빠른 흡수 : 정맥 또는 동맥으로 약물이 들어갔을 때

⑤ 근육의 조직 감염 : 무균술을 지키지 않아 미생물이 침투됨

⑥ 뼈의 손상(통증 또는 손상) : 마른 대상자에게 약물 주입 시

🔵 UNIT 04　　정맥 주사(Intravenous injection)

1. 정맥 주사(Intravenous injection)

1) 정맥주사 목적 ★

① 신체에 수분과 전해질, 영양 및 산·염기의 균형을 유지

② 많은 용량의 약물을 희석해서 서서히 주입하기 위해

③ 약물에 대해 빠른 효과를 얻기 위해

④ 정맥 내 주입으로 약물의 치료적 혈중 농도를 일정하게 유지

⑤ 장기간 약물 치료를 하기 위해

⑥ 피하나 근육에 자극이 심한 약물, 위장장애가 심한 약물 투여 시

2) 정맥 주사 부위 선정 시 고려사항

① 정맥의 접근성
② 정맥의 상태, 순환 상태
③ 주입 용액의 유형 : 자극적인 수액은 큰 혈관 선택
④ 주입 예상 시간 : 움직임 제한이 적은 부위 선택

3) 수액 주입 속도 영향 요인

① 자세
② 개방성 : 바늘과 수액 세트의 굵기
③ 수액병의 높이
④ 수액의 점도

2. 정맥 투여 방법 ★

1) 간헐적 정맥 투여

(1) 정맥 천자를 통한 직접 투여

(2) 일차 정맥 주입선에 주사(side shooting)

① 포트를 알코올 스펀지로 소독
② 약을 잰 주사기의 바늘을 포트에 꽂기
③ 주입용 포트 윗부분의 세트를 꺾어 주입 중단 : 일시적 정맥 수액 흐름을 중단하여 약제가 튜브 윗부분으로 역류되지 않기 위함
④ 주사기의 내관 뒤로 잡아당겨 수액세트 내로 피가 역류되는지 관찰 : 카테터가 정맥 내로 잘 위치하고 있는지 확인하기 위함
⑤ 투약할 약을 서서히 밀어 넣기
⑥ 꺾었던 세트를 풀어 수액 주입

(3) Heparin Lock ★

• 정맥주사 카테터 끝을 막아 놓은 마개로 생리식염수나 헤파린이 관류한 것을 말함
• SAS : 식염수(Saline, S)·약제 투약(Administration, A)·식염수(S)
• SASH : 식염수(S)·약제 투약(A)·식염수(S)·헤파린(Heparin, H)
① 목적
  ㉠ 정맥 혈관 확보
  ㉡ 잦은 채혈을 해야 할 때
  ㉢ 정맥 내 간헐적 약물 주입
② 장점 : IV 카테터 막히지 않도록 장시간 수액을 불필요하게 주입할 필요 없음
③ Heparin Lock 절차

㉠ Heparin lock의 주입구를 소독솜으로 닦음

　　　㉡ 1~2ml의 생리식염수 주사기를 꽂고 혈액 역류 확인 후 생리 식염수 주입

　　　㉢ 약물 주사기를 꽂고 주입

　　　㉣ 또 다른 생리식염수 주사기(헤파린 주사기)를 꽂고 생리 식염수 주입

　　④ 카테터의 개방성 유지 위해 8시간마다 N/S나 Heparin으로 세척

　　⑤ Heparin Lock 교체

　　　㉠ 보통 48 ~ 72시간마다 교체함

　　　㉡ 주사기를 꽂아 당겨보았을 때 피가 역류되지 않는 경우

　　　㉢ 세척 용액을 주입 시 저항이 있어 개방성이 확인되지 않을 경우

(4) Piggy-bag 이용

　　① 보통 50~100ml의 소량의 수액에 약제를 희석하여 30~60분에 걸쳐 주입하는 방법

　　② Piggy-bag 용기를 1차 정맥주입 용기보다 높게 IV 걸대에 걸어둠

　　③ 1차 주입액과 함께 독립적으로 나란히 직렬식으로 투여됨

　　④ 2차 용기(Piggy-bag)에 약물이 다 주입되면 Piggy-bag의 조절기를 잠그고 1차 정맥주입 속도 재조정

　　⑤ 손을 씻고 기록

　　⑥ 대상자의 반응평가

2) 지속적 투여

　　① Infusion pump : 주사액이 일정한 속도로 정맥에 주입되도록 하는 장치

　　② Syringe pump : Infusion pump와 원리가 같고 50cc 이하의 용액 주입 시 사용되는 것

3) 정맥주사 부위의 적응증과 부위 선정

　　① 순환상태 : 쇼크나 순환계 허탈로 말초혈관의 정맥천자가 어려운 경우는 정맥절개술을 시행(surgical cutdown)

　　② 약물의 종류 : 고장액이나 혈관에 자극을 주는 약물 주입은 쇄골하 정맥과 같은 큰 혈관을 선정

　　③ 정맥주사 주입 기간 : 장기간 정맥주사를 시행해야 하는 경우에는 관절부위는 피하고 자주 사용하지 않는 팔 선정

　　④ 정맥 상태 : 정맥부위를 찾기 힘든 대상자의 경우는 피부 표면에 가깝고 잘 촉지되는 정맥을 선택 → 비만, 노인, 습관적인 약물 투여자, 화상, 아동, 영아

　　⑤ 대상자의 협조 정도

4) 정맥주사부위 드레싱 교환

　　① 규칙적인 드레싱과 튜브 교체는 감염을 막는 중요한 방법

　　② 48~72시간마다 정맥천자부위의 바늘이나 카테터를 교환하는 것이 가장 좋음

③ 바늘의 irrigation(관주)는 바늘이 혈전으로 막히거나 대상자에게 다른 정맥천자부위 가 없을 때 시행

5) 정맥주사 부작용 ★★★

(1) 체액의 과부담(fluidoverload)

① 액체의 너무 많은 양이 순환계에 주입될 때 일어나는 상태

② 울혈된 경정맥, 혈압상승, 호흡곤란

③ 간호중재

  ㉠ 증상이 나타나면 주입률을 늦추고 즉시 의사에게 보고

  ㉡ 활력징후 관찰, 용액주입률 주의깊게 주시

  ㉢ 필요시 중심정맥압(central venous pressure, CVP) 측정

(2) 조직침윤(infiltration) ★★

① 피하조직으로 정맥주사 약물이 유출된 것

② 잘못 위치한 바늘, 정맥벽의 관통으로 수액이 혈관 벽이나 주위조직으로 새는 것

③ 종창, 창백함, 냉감, 주입 부위의 통증, 부종, 수액이 안 들어감

④ 간호중재

  ㉠ 징후가 나타나면 주입 중지

  ㉡ 다른 부위에서 주입을 다시 시작

  ㉢ 정맥주사한 사지의 움직임을 제한할 것

  ㉣ 해당 부위 상승 및 냉·온찜질 적용

(3) 정맥염(phlebitis)

① 주사바늘이 접촉한 정맥 내벽에 염증발생으로 혈관 벽에 섬유소 막이 형성되어 혈전 이 형성됨(혈전성 정맥염)

② 정맥혈관을 따라 발적, 통증, 발열 발생

③ 즉시, 주입을 정지하고 다른 부위 정맥에서 다시 주입 시작

(4) 순환과잉으로 인한 쇼크

① 약물이 순환계에 너무 빠른 속도로 주입되었을 경우

② 두통, 불안, 현기증, 오한 등의 증상을 나타냄

③ 간호중재 : 증상이 나타나면 즉시 주입을 중지하고 활력징후 관찰

(5) 패혈증(sepsis)

① 카테터 삽입 부위를 통한 혈류로의 미생물 침투, 장기간 카테터 삽입 시

② 주입부위의 발적, 민감, 발열, 허약

③ 간호중재

  ㉠ 카테터 삽입 부위를 매일 관찰하고 감염증상 또는 열이 나는 경우에는 즉시 보고 할 것

  ㉡ 주입 시작 시 철저한 무균술 유지

(6) 공기색전(air embolus) ★

① 공기가 수액라인을 통해 정맥으로 들어옴

② 호흡기계 곤란, 청색증, 혈압하강, 의식소실

③ 간호중재

　㉠ 좌측으로 눕히고 머리를 낮추는 트렌델렌버그 체위를 취해줌

　㉡ 즉시 도움을 요청하고 활력징후 관찰 및 산소 투여

3. 중심정맥관(Central Venous Catheter, CVC)

경정맥, 쇄골하정맥으로 관이 삽입되어 상대정맥이나 우심방 끝에 관이 위치

1) 목적

① 비경구적인 방법을 이용해 여러가지 다량의 약제를 혈액 내로 투여 시

② 정맥 내로 수액이나 약제투여가 장기간 필요시(TPN)

③ 정맥주사용 약제가 말초혈관에 자극을 주는 경우

④ 말초 삽입 카테터의 삽입과 유지가 어려운 경우

⑤ 중심정맥압(CVP) 측정

2) 종류

(1) 말초삽입 중심정맥관(peripherally inserted central catheter, PICC)

팔의 정맥을 천자하여 상대정맥이나 쇄골하 정맥까지 관을 삽입하는 것으로 비교적 카테터 삽입으로 인한 합병증이 적음

(2) 터널형 중심정맥카테터

① 쇄골하정맥으로 여러 관강을 가진 관 삽입

② 수술실이나 진단방사선과 등에서 위치 확인

③ 6개월 이상 장기 유치 가능

(3) 매립형 카테터(피하이식형 포트)

① 피부 밑에 숨겨져 있는 카테터

② 감염 가능성으로부터 최대한 보호

③ 수년간 사용 가능(2,000번 정도 바늘 삽입 가능) : 불편감과 감염의 위험이 큼

④ 정기적으로 헤파린으로 세척하여 개방성을 유지해야 함

🔬 UNIT 05   수혈(Blood transfusion)

1. 수혈

1) 수혈의 목적

① 질병, 외상, 수술 등으로 인한 출혈 시 혈액 보충
② 급, 만성 빈혈 시 적혈구 수 증가
③ 순환 혈액량 유지
④ 혈액 성분 보충(혈액 응고 인자, 혈소판, 알부민)

2) 혈액의 종류

혈액 성분	용량	적응증
전혈(whole blood)	400ml	급성 출혈, 수술 시 혈액량 소실, 빈혈 교정, 다량의 출혈 시 혈액량 보충 및 산소 운반 능력 제공
농축적혈구(packed red cell) 전혈을 원심분리하여 혈장성분을 80% 이상 제거한 적혈구	200ml	빈혈, 적혈구 기능 저하, 사고로 인한 출혈 순환혈액량의 증가 없이 산소운반 능력의 증가만 필요한 경우
세척적혈구(washed RBCs) 적혈구 농축액을 같은 양의 0.85% N/S으로 2~3회 세척한 적혈구 (적혈구 이외의 모든 성분이 제거 됨)	180ml	백혈구와 혈소판에 항체를 가진 환자
	160ml	수혈이 필요한 장기이식 환자
농축혈소판(platelet concentrate)	50ml	혈소판 감소증, 재생불량성 빈혈로 인한 출혈, 혈소판 기능이상이 있는 경우
신선동결혈장(fresh frozen plasma) 전혈을 6시간 내에 냉동 분리시켜 얻으며 혈액응고인자가 포함되어 있음	200ml	혈액 응고인자 공급, 대출혈 시 혈압 보충, 혈액형 교차시험이 필요없음
백혈구 제거 혈액 (leukocyte-poor RBC)	160ml	백혈구나 혈장 성분에 의한 부작용이 예측되는 경우

2. 수혈 절차 ★

① 혈액형과 혈액의 종류, 혈액번호, 환자이름, 나이, 등록번호의 일치 여부 확인
　→ 반드시 2명의 간호사가 확인하고 서명함
② 전혈, RBC, FFP는 1~6℃ 냉장고에 보관하고 혈장과 혈소판은 실온에 보관함, 냉장 상태에 내보낸 혈액이 20분 이상 경과되면 혈액에 변화가 생긴 것으로 간주하여 저장하지 않음
③ 활력징후 측정 시 열이 나는 경우는 수혈 연기

④ 18G~20G혈관 카테터로 정맥천자를 시행하여 수혈세트의 Y자 관에 생리식염수를 연결하고 혈액 주입을 시작함(생리식염수는 수혈 부작용 시 대체 가능)

⑤ 수혈세트의 Chamber는 3/4 정도 채울 것

⑥ 처음 15분간은 부작용이 가장 많이 나타나므로 15gtt로 주입하면서 주의깊게 관찰부작용이 없다면 주입량을 증가시켜 4시간 이내에 수혈을 마치도록 함

⑦ 첫 1시간 동안은 15분마다 활력 징후 측정, 수혈이 끝날 때까지 30분마다 확인

⑧ 수혈 중 다른 투약을 함께 하지 않도록 함

⑨ 수혈이 끝나면 수혈세트의 조절기를 잠그고 생리식염수를 연결하여 20~50ml를 주입시켜 튜브에 남은 혈액을 정맥으로 완전히 흘려 보냄

⑩ 수혈시작 시간과 끝난 시간, 혈액량, 혈액번호, 담당간호사 이름을 기록하고 수혈전표를 순서대로 붙임

3. 수혈부작용과 간호중재 ★★★

반응	증상	간호중재
[용혈 반응] ABO 부적합	오한, 열, 빈맥, 저혈압, 두통, 핍뇨, 황달, 호흡곤란, 청색증, 흉통, 아나필락시스 반응	• 급속히 나타나므로 수혈 후 첫 15분 동안 환자를 자세히 관찰하고 반응이 나타나면 즉시 수혈을 중단할 것 • 식염수로 정맥주입을 유지 • 의사와 혈액은행에 알림 • 검사표본과 소변 채취 • 섭취량과 배설량을 측정하여 신기능을 파악
[발열 반응] 혈액성분에 대한 알레르기 반응	오한, 열, 두통	• 즉시 수혈 중지 • 생리식염수로 정맥 확보 • 의사에게 알림 • 처방된 해열제 투여, 30분 마다 활력징후 측정
[알레르기 반응] 혈액 내 단백질, 수혈자의 항원에 대한 항체반응	두드러기, 천식, 관절통, 전신 가려움, 기관지 경련	• 소양증이 있다면 천천히 수혈 • 심한 반응 시 수혈을 중지하고 의사에게 알림 • 항히스타민제 투여 • 아나필락시스 반응 관찰
[순환과잉] 수용할 수 있을 정도보다 혈액을 빠르게 공급	기침, 호흡곤란, 악설음, 경정맥 팽창, 빈맥, 고혈압	• 수혈을 중단 • 생리식염수 주입으로 정맥개방성을 유지 • 의사에게 알림 • 수액, 항생제를 투여 • 검사실에 남은 혈액을 보냄

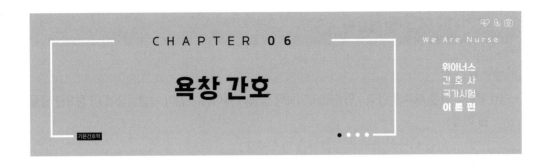

CHAPTER 06

욕창 간호

We Are Nurse

위아너스
간 호 사
국가시험
이 론 편

기본간호학

UNIT 01 욕창(Decubitus ulcer, bed sore)

1. 욕창의 정의 ★

① 특정한 부위에 지속적인 압력이 가해져 순환장애로 인해 조직이 손상된 상태

② 뼈 돌출 부위와 외피 사이의 연조직이 장기간 압박을 받을 때 혈액순환 장애를 일으켜 국소적으로 조직 괴사(necrosis)와 궤양(ulcer) 유발

③ 동맥모세혈관 종단부의 압력(32mmHg)의 두 배, 즉 70mmHg 이상으로 지속적 압력이 가해지면, 주변 세포들이 산소와 영양분 부족으로 조직 손상 유발함

④ 호발 부위 : 천골, 대전자, 척추극상돌기, 무릎, 전면경골능, 후두골, 복사뼈 등

2. 욕창의 단계 ★★★

★ 일시적인 순환장애 → 발적 → 심부 조직의 괴사 → 광범위한 궤양, 감염

① 1단계 : 발적은 있으나 피부 손상은 없음, 촉진 시 창백해지지 않는 홍반 형성, 피부 온감, 부종

② 2단계 : 진피와 표피를 포함한 부분적인 피부상실과 표재성 궤양, 수포, 찰과상 있음

③ 3단계 : 피하지방의 손상이나 괴사를 포함한 완전 피부손상과 광범위한 손상, 깊게 패인 상처

④ 4단계 : 광범위한 손상과 조직괴사를 포함한 완전 피부상실, 피부의 결손, 침식, 공동 형성

UNIT 02　발생요인

1. 외부 요인 ★

(1) 체위에 따른 피부의 압력 : 압력의 크기보다 압력이 주어진 기간이 욕창발생에 더 중요한 영향을 미침

① 30mmHg 이상의 압력은 혈류량을 감소시킴

② 70mmHg보다 높은 압력으로 1~2시간 지속

(2) 응전력(전단력, Shearing force)

압력과 마찰력이 합쳐진 물리적인 힘으로, 침상머리를 20~30° 높게 하면, 가피에 받는 압력은 바로 눕힐 때 보다 훨씬 높음

(3) 마찰

표면 사이에서 서로 반대로 움직이는 힘으로 마찰은 피부의 찰과상을 유발하여 혈관 손상 유발

2. 내재적 요인

① 영양부족 및 빈혈 : 저단백혈증, 빈혈 등(영양 및 산소 공급이 불충분한 세포는 손상이 쉽고, 치유가 지연됨)

② 연령 : 고령의 경우 피부조직이 얇아져서 쉽게 발생

③ 습기 : 변실금, 요실금(습한 피부조직은 탄력성이 감소하고 압력과 마찰에 의해 쉽게 상해를 받게 됨)

④ 피부감각 부재 : 압력에 대한 불편감 부재

⑤ 부동 : 3시간 이상 신체 제한일 때 위험

⑥ 혈압 및 혈관 질환 : 쇼크, 저혈압, 당뇨병 등은 모세혈관에 손상 줌

⑦ 발열 : 조직의 대사요구량 증가, 발한 동반

⑧ 신경계 문제, 근골격계 문제, 심한 기동성 장애 환자, 노인 환자에게 위험성이 높음

UNIT 03　간호 중재

1. 욕창의 예방 ★★

① 2~3시간마다 체위변경, 압박부위 지지

② 올바른 신체선열

　㉠ 압박 부위의 압력 경감을 위한 베개 사용

　㉡ 응전력의 발생을 예방하기 위해 침상머리 30° 이상 높이지 않도록

③ 마사지, 영양공급, 능동적 혹은 수동적 관절운동 제공
  ㉠ 강한 마사지는 자극이 되므로 금지함, 뼈 돌출부위의 마사지는 피함
  ㉡ 적절한 마사지와 운동은 국소적인 순한증진 효과를 가져와 정맥귀환이 증진됨
④ 물침대 및 Air mattress 사용, 체위변경 시 끌기보다는 들어 올림
⑤ 도넛 모양이나 링 모양의 쿠션사용은 국소 압력을 증가시켜 바람직하지 않음

2. 욕창의 치료 ★★

★ 원칙 : 괴사조직은 촉촉하게 습윤 상태를 유지하고 주변 조직은 건조하게 유지함

(1) 괴사조직 제거(데브리망, debridement)

① 생리식염수 거즈(Wet-to-dry dressing)
② 효소제제 : 괴사조직 제거함(Elase, Travase)
③ 월풀 목욕
④ 수술 : 일차봉합, 피부이식

(2) 욕창부위에 직접적 압박 피하기

(3) 2시간마다 체위변경하기

(4) 욕창부위 매일 세척

① 외과적 무균술로 세척 후 드레싱
② 상처를 습기 있게 유지하는 드레싱 사용
③ 궤양 주변 피부는 손상받기 쉬우므로 건조 상태를 유지
④ 상처 표면은 반습기 있는 드레싱
⑤ 삼출물을 흡수하는 드레싱 사용
⑥ 삼출물이 있는 경우 박테리아혈증 예방 위해 항생제 사용

(5) 욕창 단계별 드레싱 ★★★

욕창단계	드레싱법
단계 1	드레싱이 없거나, 투명 드레싱·하이드로-콜로이드 사용
단계 2	투명드레싱, 하이드로-콜로이드 사용
단계 3	• 삼출물이 적은 경우: 하이드로-콜로이드+하이드로 겔 • 삼출물이 많은 경우: 칼슘 알지네이트 팩킹
단계 4	하이드로-콜로이드+하이드로 겔+칼슘 알지네이트 팩킹

CHAPTER 07

상처 간호

기본간호학

UNIT 01 상처 간호

1. 상처분류

상처분류	종류	설명	원인	치유 시 유의점
피부표면 파열 유무에 따라	개방성 상처	피부나 점막에 손상을 입은 상처	외과적 절개나 정맥 천자, 총상과 같은 날카로운 물건에 의한 상처	피부손상으로 인한 감염위험성 증가
	폐쇄성 상처	피부표면이 상하지 않은 상처	강타, 충격 또는 추락이나 공격, 자동차 사고와 같은 외상	연조직의 파괴, 내부조직의 손상 출혈이 있을 수 있음
원인에 따라	의도적 상처	치료나 처방 목적의 상처	외과적 절개, 천자, 정맥요법, 요추천자, 흉부천자, 복부천자 등	무균상태에서 시행되므로 감염의 기회가 최소화되고 치유가 빠름
	비의도적 상처	불의의 손상에 의한 상처	사고로 인한 상처 즉, 화상이나 칼에 의한 상처	균이 존재하는 상황에서 일어나며 감염위험이 높음
손상 정도에 따라	표재성 상처	피부의 표피층에만 국한된 상처	찰과상, 1도, 2도 화상 등의 피부표면 마찰에 의한 상처	피부손상으로 감염률이 높아지나 손상 부위 밑에 있는 조직이나 기관에는 손상이 없으며 혈액 공급도 완전한 상태임
	자상	표피뿐만 아니라 진피 및 피하조직에 손상을 입은 상처	이물질인 기구로 신체 조직이 찔린 상처	감염률이 매우 높고 외출혈 뿐만 아니라 내출혈의 위험이 있으며 내장기관의 손상 가능성
	관통상 (천공)	표피, 진피층과 같은 조직 또는 기관까지 손상된 상처	이물질이 내장기관을 뚫고 나가 생긴 상처	감염률이 매우 높고 외출혈 뿐만 아니라 내출혈의 위험이 있으며 내장기관의 손상 가능성

청결 정도에 따라	청결한 상처	병원체가 없는 상처	소화기관, 호흡기관, 비뇨생식 기 이외의 외과적 절개 상처	감염위험이 매우 높음, 천공 된 기관에 따라 기능손상이 다름(폐-산소공급결손, 대 혈관-심각한 출혈, 소화기 관-복막염)
	잠재적 상처	멸균상태로 시행했으나 신체강 내에 정상균주가 있어 병원체가 존재하게 된 상처	소화기관 및 호흡기관, 비뇨 생식기관 내의 외과적 상처	감염률이 낮음
	오염된 상처	미생물이 소규모로 존재 하는 상황에서 일어난 상처	개방되어 있으므로 사고로 인한 상처(오염된 상황에서 이루어진 수술상처)	청결상처보다 감염의 위험률이 큼
	감염된 상처	상처 부위에 병원균이 존재하는 상처	병원체가 자라고 있는 오래 된 상처나 장관 파열과 같이 감염된 곳을 절개한 외과적 상처	조직이 건강하지 못하고 염증이 생기며 감염률이 매우 높음
상처의 모양에 따라	열상	상처 가장자리가 불규칙 하게 찢겨진 상처	칼이나 기계, 유리 조각에 의한 산업재해 등으로 심한 손상을 받은 사고 상처	대부분 오염 물질에 의한 상 처로써 상처의 길이가 합병 증 유무를 결정지음
	찰과상	마찰로 인하여 피부표면 이 긁히거나 벗겨지는 우 연한 손상 또는 의도적 피부과적 치료	주로 넘어지게 되는 경우 생 기며 무릎, 팔꿈치 부분에 많이 발생	노출된 피부표면이 오염됨으로써 감염의 위험이 높음
	타박상	신체의 일부분이 둔탁한 물건에 부딪힘으로써 생 기는 폐쇄성 상처(증상: 부종, 피부색 변화, 통증)	주로 넘어지게 되는 경우 생 기며 무릎, 팔꿈치 부분에 많이 발생	조직 내의 국소출혈은 혈종 을 형성할 수 있음 내부 장기의 경우 심각한 결 과를 초래할 수 있음

2. 상처의 치유과정

1) 응고 및 염증기(=방어기, Coagulation and Inflammation) ★

(1) 혈소판 응집

① 조직 손상을 받았을 때 혈액 성분이 유출되며 발생

② Fibronectin, Chemotactic factor(염증세포 유인인자) 분비

③ Growth factor(성장인자) 분비

(2) 섬유소 응괴 형성

① 혈소판 응집과 혈액응고로 발생

② 상처를 지지하고 안정시키면서 지혈

③ 상피재생의 구조적 기초 골격 제공

(3) 염증단계

① 호중구(Neutrophils) : 체내에 침입한 세균이나 이물질, 괴사조직 등 탐식

② 대식구(Macrophage) : 혈소판의 염증세포 유인인자에 의해 거식구 침윤 발생

2) 조직 형성기(증식기, Tissue formation) – 진피가 미성숙하게 재생됨

① 상피 재생 : 성장인자의 자극에 의해 상처 가장자리의 세포가 섬유소와 Fibronectin matrix를 통해 이동하여 일어남
② 혈관형성 : 대식구에서 분비된 혈관형성 인자에 의해 발생
③ 섬유아세포의 증식 : 교원섬유(Collagen), 탄력섬유, 기질 등이 합성되어 육아조직 형성

3) 조직 성숙기(재형성기, Tissue remodeling)

① 상처치유 진행된 지 21일 이후에서 1~2년 지속될 수도 있음
② 성장인자에 의해 섬유아세포가 액틴(Actin)이 풍부한 Myofibro blast로 전환
③ Matrix의 수축이 일어나 둥근 상처가 별모양이나 사각형모양의 상처로 변함
④ 성숙과정 진행됨에 따라 기질 감소하며, 혈관 제거되어 피부상처가 납작해지면서 붉은 빛을 잃고 원래 살색으로 회복하게 됨

3. 상처치유에 있어서의 합병증

1) 출혈(Bleeding)

상처 입은 즉시 나타나는 출혈은 정상이나, 지혈 기간 이후에 지속되는 출혈의 원인은 외과적 봉합이 풀렸거나 감염, 수술 부위의 응고 부전증 등에 의해 발생

(1) 내출혈

① 증상 환부 주위의 팽창이나 부종
② 저혈량으로 인한 쇼크징후(혈압강하, 빈맥, 호흡수 증가, 불안정, 과도발한 등)

(2) 외출혈

① 드레싱 시 혈액성 삼출액이 있는지 관찰
② 수술 후 24~48시간 내에 출혈의 위험성이 가장 크므로 수술 상처를 특히 자주 관찰해야 함

2) 감염(Infection)

① 증상 : 체온상승, 통증, 백혈구수의 증가, 발적과 부종, 농성 배액 등
② 병원성 감염 중 가장 흔한 것 중 하나로 분비물이 있는 상처의 배액 → 감염의 증상 관찰

3) 열개(Dehiscence)

① 피부층과 조직이 분리됨
② 상처 입은 후 3~11일 사이에 많이 발생
③ 원인 : 비만, 복부 수술환자의 경우에 기침이나 구토, 침상에서 일어날 때, 장액성 및 혈액성의 배출액이 증가할 때 등

4) 적출(Evisceration)

① 상처 층이 분리되어 내장 장기들이 열려진 상처 밖으로 돌출되어 나온 것
② 외과적 수술을 요하는 응급 상태
③ 생리 식염수에 적신 멸균 소독 거즈를 돌출된 조직에 덮어주고, 즉시 의사에게 보고함

5) 누공(fistula)

① 두 기관 사이에 혹은 신체외부와 기관 사이에 비정상 통로로 교통됨을 의미
② 감염률이 높고, 체액손실로 인한 수분·전해질 불균형이 초래됨

4. 상처 사정

① 상처의 유형
② 배액 특성(색깔, 양, 냄새), 배양결과 등
③ 상처 상태(상처의 가장자리 모양, 삼출물 유무, 감염징후 등)
④ 피부 : 색깔변화
⑤ 배액관 : 배액관의 위치, 안정성, 개방성, 배액의 특성과 양
⑥ 통증 : 심한 불편감은 잠재적인 감염 문제가 있음을 의미
⑦ 혈액순환 정도 : 조직으로의 산소운반이 감소되어 상피세포 형성 및 교원질 합성에 변화, 치유속도 지연
⑧ 괴사조직의 양
⑨ 감염여부
⑩ 대상자의 건강상태(연령, 영양상태, 약물, 동반 질환, 면역 상태, 비만, 스트레스 등)
　　예 스테로이드 약물 : 상처의 염증반응을 억제하여 치유 과정 지연
　　　 스트레스 : 신체적, 심리적 스트레스는 카테콜아민 방출 → 혈관 수축, 상처 혈류순환 감소

5. 상처치유를 위한 지지 방법

1) 상처 드레싱

(1) 목적

① 상처가 미생물에 노출되지 않도록 보호
② 지혈 촉진
③ 상처 배액 촉진
④ 괴사 조직 제거
⑤ 상처 치유 촉진

(2) 드레싱 교환 원칙

① 외과적 무균술 적용
② 드레싱 부위의 배액, 특성 등 관찰

③ 드레싱 순서

    ㉠ 오염이 덜 된 부위 → 오염된 부위 순으로 상처 소독

    ㉡ 수술부위 → 주변 피부

    ㉢ 배액부위 → 주변 조직

④ 반창고 제거 시 피부를 누르며 상처 쪽으로 당겨 불편감 완화

(3) 드레싱 고정방법

① 반창고, 붕대, 바인더 등을 이용

② 상처의 크기, 위치, 배액, 드레싱 교환 횟수, 대상자의 활동 정도에 따라 결정

(4) 드레싱의 종류

① 거즈 드레싱, 건조 드레싱, 습포 드레싱

② 투명드레싱(Transparent film, 반투과성 필름 드레싱)

③ 하이드로콜로이드, 하이드로 겔 드레싱

④ 폼 드레싱

⑤ 칼슘 알지네이트 드레싱

[상처 드레싱]

거즈 드레싱	• 헝겊섬유로 짜여진 것으로 흡수가 잘 됨 • 혈액이나 삼출물이 배액 되는 초기상처를 덮는데 좋음 • 단점 : 상처를 사정할 수 없고 상처부위에 연고를 바르지 않고 드레싱을 하면 육아조직이 헝겊 섬유에 붙음	
	건조 드레싱	습포 드레싱
	• 상처를 깨끗이 하여 병원균의 침입 방지 • 배액 흡수를 위해 • 분비물이 적고 1차 유합으로 치유되는 상처	• 상처를 깨끗이 하여 병원균의 침입 방지 • 배액 흡수를 위해 • 괴사조직 제거
투명드레싱	• 접착력이 있는 비흡수 드레싱, 표재성 상처 관리 • 장점 : 드레싱을 제거하지 않고도 상처를 사정할 수 있음. 거즈보다 얇고 고정을 위해 테이프를 사용하지 않아도 됨 • 단점 : 흡수성이 낮아 삼출물이 많은 상처에는 부적합함	
하이드로 콜로이드 드레싱 ★★	• 불투명하고 접착성이 있으며 공기와 물을 통과시키지 않는 드레싱 • 장점 : 주변의 분비물이 상처로 유입되는 것을 방지해 줌. 세포의 성장을 빠르게 하며 상처치유를 촉진시킴 • 상처의 환경을 촉촉하게 유지하여 1~3일 유지 가능	
하이드로 겔 드레싱 (Hydro-gel dressing)	• 괴사조직을 수화하여 육아와 상피세포에 손상없이 자연분해를 촉진 • 장점 : 깊은 상처의 사강을 감소시켜주며 세척이 용이 • 단점 : 고정하기 위한 2차 드레싱이 필요	
폼 드레싱	• 스폰지와 같이 흡수하는 성질의 드레싱 • 중간 정도 분비물의 두꺼운 상처에 사용 • 단점 : 고정하기 위한 2차 드레싱 필요	

칼슘 알지네이트 드레싱 (Calcium alginate dressing) ★★	• 삼출물을 흡수하여 상처표면에 젤 형성 • 상처의 사강을 줄이기 위한 팩킹용으로 사용 가능 • 지혈성분 함유로 출혈성 상처의 지혈을 촉진 • 장점 : 삼출물의 흡수력이 뛰어남 • 단점 : 2차 드레싱이 필요

2) 상처 세척 및 배액

(1) 상처 세척

가. 목적
① 삼출물과 괴사조직 제거
② 냉·온 요법을 적용하여 상처 치유 촉진
③ 상처부위의 항생제 같은 약물의 도포

나. 상처 세척 방법
① 대상자의 피부 상처 범위, 배액양과 색깔, 냄새, 감염징후, 통증을 사정함
② 체온 정도의 따뜻한 멸균세척용액을 준비(32.5~35℃) - 따뜻한 용액은 환자를 편안하게 하고 조직의 혈관수축 감소시킴
③ 주사기에 세척용액을 담아서 상처 2.5cm 위에서 일정한 속도로 천천히 지속적으로 흐르도록 하면서 상처 전체를 세척함
④ 세척용액이 깨끗해질 때까지 주사기로 세척을 계속함
  → 육아조직 손상 방지, 괴사조직 제거 및 상처 치유 촉진 목적

(2) 상처 배액 간호 : 상처로부터 나오는 분비액을 관을 통해 제거

3) 붕대법과 바인더 ★

(1) 붕대법의 목적
① 신체 부위에 압박을 가함
② 상처 또는 외과적 절개부위 지지
③ 부목 지지
④ 견인 유지
⑤ 관절부위 고정

(2) 붕대법의 종류 ★
① 환행대 : 붕대의 시작과 끝맺음 시 적용하는 것으로 같은 부위를 겹치게 감는 법
② 나선대 : 굵기가 고른 신체 부위에 적용하며 사선으로 겹치게 감음(상박, 대퇴부)
③ 나선 절전대 : 굵기가 고르지 못한 신체 부위에 적용(전박, 하지)
④ 8자대 : 관절이나 돌출부위에 적용(슬관절, 주관절, 발목)
⑤ 회귀붕대법 : 손끝, 머리, 발끝 같은 말단 부위

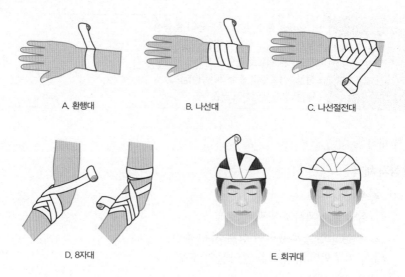

[붕대법]

(3) 바인더 종류

① 유방 바인더(breast binder) : 유방수술 후 유방지지, 산후 유즙분비 감소 유도 시
② 복부 바인더(abdominal binder) : 기침이나 움직임으로 복부 절개 부위에 긴장이
   나 자극이 주어지는 것 피함, 상처지지
③ T 바인더(T-binder) : 항문 부위와 회음부 드레싱 고정
④ 삼각건 : 염좌 또는 골절된 팔을 지지
⑤ 흉부 복대(chest binder) : 흉벽 지지, 늑골 골절 시 늑골 고정, 흉벽 운동 억제로 인
   한 호흡곤란 확인
⑥ 4-tailed binder : 턱을 고정할 때 사용, 두 꼬리는 머리 위로, 두 꼬리는 후두부로
   묶도록 함
⑦ 몽고메리 반창고 : 드레싱 교환이 잦은 경우 상처의 피부자극을 막기 위해

(4) 적용원칙

원칙	이론적 근거
• 정상적인 해부학적 선열의 편안한 체위로 붕대를 감음 • 사지에 붕대를 감을 때는 먼저 원위부에서 시작하여 몸체 쪽으로 감음 • 균등한 압력으로 단단히 감고, 과도하게 붕대가 겹치는 것 피함 • 혈액순환 상태를 관찰할 수 있도록 신체부위 말단을 노출 시켜 놓기(냉감, 창백, 부종, 저림 등) • 뼈 돌출 부위는 거즈나 면 패드 적용 • 상처 위나 민감한 부위에는 매듭 고정 피함	• 기형이나 손상의 위험 줄임 • 정맥귀환 촉진시키고 부종 또는 순환부전 위험성 줄임 • 국소적 압력은 순환장애 유발함 • 국소적 압력에 의한 순환장애를 관찰하기 위함 • 피부 손상 방지 • 상처 부위의 국소적 압력이나 피부 자극 제한

❤️ 👣 📷 We Are Nurse **기본간호학**

단원별 문제

● ● ● ●

01 다음 중 낙상의 위험이 커서 이피가 침상(cradle bed) 신체보호대를 제공해야 하는 대상자는?

① 심한 우울증 환자
② 장기간 침상안정을 취하고 있는 환자
③ 백내장 수술을 받은 노인
④ 혼돈으로 협조가 어려운 상태의 환자
⑤ 수술을 받은 아동

해설 [이피가 침상(cradle bed)]
1. 환자 위에 덮히는 침구의 무게가 전달되지 않도록 하기 위해 크래들을 놓고 위 침구를 덮는 침상이다.
2. 무의식 대상자나 섬망 대상자가 상처드레싱을 떼어낸다거나 몸으로부터 튜브를 제거하려 할 때 사용한다.
3. 불안정하고 낙상 위험이 있는 대상자가 침대를 벗어나려고 시도할 때 사용한다.

02 낙상 예방을 위한 간호가 요구되는 대상자로 알맞지 않은 것은?

① 체위성 저혈압이 있는 70세 노인
② 위장기능 저하로 변비증상이 있는 환자
③ 골다공증이 있는 65세 여성
④ 시력 손상이 있는 당뇨병 환자
⑤ 우측 편마비를 가진 뇌졸중 환자

해설 [낙상(Fall)]
1. 낙상은 고령의 환자에게 주로 나타날 수 있으며 시력손상, 빈뇨, 보행장애, 균형장애 등으로 인해서 일어날 수 있다.
2. 낙상의 위험요인 : 노화에 따른 시력손상, 보행 장애, 균형과 협응 장애, 유전성 질환, 마비 등
3. 예방
    ㉠ 입원 시 침상 난간을 항상 올려놓도록
    ㉡ 미끄럼 방지 슬리퍼 신기
    ㉢ 욕조 안에 미끄럼 방지매트 깔아놓도록, 안전 바(손잡이) 설치
    ㉣ 밝은 조명 사용할 것, 야간등을 설치하여 바닥을 밝힐 것

01. ④   02. ②

03 아동이 머리에 정맥을 투여 받고 있을 때 할 수 있는 적절한 신체보호대는?

① 팔꿈치 신체보호대　　　　② 손 신체보호대
③ 전신 신체보호대　　　　　④ 벨트 신체보호대
⑤ 재킷 신체보호대

> **해설** [전신 신체보호대]
> 영아의 머리나 목의 검사 및 치료 시에 몸통과 사지의 움직임 조절 가능
> 신체보호대의 목적은 대상자의 활동 억제 및 보호하고, 대상자나 타인의 손상을 예방하며 치료 시 안전을 위함이다.

04 신체보호대를 하고 있는 환자의 손목에서 붉은 발적이 발견되었을 때 간호사의 행동으로 가장 옳은 것은 무엇인가?

① 신체보호대의 위치를 바꾼다.
② 가족에게 신체보호대를 해야 하는 이유를 설명한다.
③ 신체보호대를 잠시 풀어주고 대상자와 대화를 하며 신체보호대 필요성을 재사정한다.
④ 신체보호대는 절대로 풀 수 없다고 설명한다.
⑤ 환자에게 움직이지 않을 때까지 신체보호대를 풀 수 없다고 설명한다.

> **해설** 신체보호대를 사용할 경우 혈액 순환 및 피부의 손상상태를 수시로 점검하고 2~4시간마다 적어도 10분간은 풀어놓도록 한다.

05 아동의 신체보호대 사용 시 유의해야 할 간호사항으로 옳지 않은 것은?

① 신체보호대 적용 시 보호자가 잡아주도록 부탁한다.
② 신체보호대 적용 후 순환상태를 주기적으로 사정한다.
③ 신체보호대 사용 시 아동에게 심리적 지지를 제공한다.
④ 신체보호대 사용 시 간호기록은 반드시 하지 않아도 된다.
⑤ 신체보호대 사용 시 아동이 안전한 범위에서 움직일 수 있도록 한다.

> **해설** [신체보호대 사용법]
> 1. 신체보호대 필요성 여부 결정(신체보호대는 최후의 해결책이어야 함)
> 2. 신체보호대 사용하는 목적을 설명하고 일시적임을 알려줄 것
> 3. 신체보호대 적절히 사용함
>   ㉠ 가능한 움직임의 최대 정도 허용(호흡과 순환 방해하지 않도록 최소한의 제한 둘 것)
>   ㉡ 뼈 돌출부위에 패드 대어 피부손상 방지

ⓒ 사지 신체보호대는 신체보호대와 대상자의 손목, 발목 사이에 손가락 2개 들어가도록 함

ⓔ 신체선열 유지함(근육수축과 근골격계 손상 가능성 줄임)

ⓜ 매듭은 잡아당길 때 신체보호대가 조여져서는 안 되며 응급 시 쉽게 풀 수 있어야 함

ⓗ 신체보호대는 난간(side rail)이 아닌 침대 틀에 묶도록(신체보호대가 침대 난간에 묶여 있으면 침대 난간을 내릴 때 신체보호대가 당겨지게 되어 대상자가 손상 받을 수 있음)

ⓢ 매듭 부위가 대상자 손에 쉽게 닿아서는 안 됨

4. 혈액순환 및 피부의 손상 징후를 관찰

5. 신체보호대 다시 사용 전, ROM 시행

6. 신체보호대는 매 2~4시간마다 적어도 10분간은 풀어놓도록(혈액순환 확인, 피부손상 확인)

7. 사용한 신체보호대의 종류 및 적용 시간, 적용 부위 상태 기록

06 다음과 같은 상황에 적용할 수 있는 신체보호대는 무엇인가?

> 11개월 된 남아가 아토피 피부염으로 얼굴을 지속적으로 긁어서 피부에 상처가 생긴 상태이다.

① 자켓 신체보호대 ② 사지 신체보호대
③ 장갑 신체보호대 ④ 벨트 신체보호대
⑤ 전신 신체보호대

해설 [장갑 신체보호대]
1. 대상자의 신체에 삽입되어 있는 기구나 드레싱 보호가 목적이다.
2. 피부 질환 시 긁는 행위를 예방한다.
3. 벙어리장갑 모양의 신체보호대이다.

07 욕창발생을 예방하기 위한 조치 중 "응전력"에 대한 중재로 옳은 것은?

① 침대 위 청결유지 ② 홑이불 교환
③ 린넨 건조 ④ 반좌위 금지
⑤ 천골 부위 파우더 사용

해설 마찰에 의하여 피부의 찰과상이 유발될 경우 혈관 손상으로 욕창이 심해질 수 있으므로 반좌위를 금하도록 한다.

08 다음 중 욕창발생 위험이 가장 큰 환자는 누구인가?

① 산소텐트를 적용중인 3세 천식 환아
② 하지에 견인장치를 하고 있는 추간판 탈출 환자
③ 거동을 하지 못하고 요실금이 있는 80세 악액질 환자
④ 임신성 고혈압이 있고 하지부종이 심한 임신 9개월 임부
⑤ 침대에서 일어날 때 도움이 필요하며, 혼동 상태인 75세 치매 환자

해설 ③은 부동, 실금, 영양부족의 조건을 가지고 있으므로 발생 위험이 가장 크다.
[욕창 발생 위험요인]
1. 외부 요인
  ㉠ 압력 : 압력의 크기보다 압력이 주어진 기간이 욕창발생에 더 중요한 영향을 미침, 70mmHg보다 높은 압력으로 1~2시간 지속
  ㉡ 응전력(Shearing force) : 압력과 마찰력이 합쳐진 물리적인 힘으로, 침상머리 20~30° 높게 하면, 가피에 받는 압력은 바로 눕힐 때 보다 훨씬 높음
  ㉢ 마찰 : 표면 사이에서 서로 반대로 움직이는 힘인 마찰은 피부의 찰과상을 유발하여 혈관 손상 유발
2. 내재적 요인
  ㉠ 영양부족 및 빈혈 : 저단백혈증, 빈혈 등(영양 및 산소 공급이 불충분한 세포는 손상이 쉽고, 치유가 지연됨)
  ㉡ 고령
  ㉢ 습기 : 변실금, 요실금(습한 피부조직은 탄력성이 감소하고 압력과 마찰에 의해 쉽게 상해를 받게 됨)
  ㉣ 피부감각 부재 : 압력에 대한 불편감 부재
  ㉤ 부동 : 3시간 이상 신체 제한일 때 위험
  ㉥ 혈압 및 혈관 질환 : 쇼크, 저혈압, 당뇨병 등은 모세혈관에 손상 줌
  ㉦ 발열 : 조직의 대사요구량 증가, 발한 동반
  ㉧ 신경계 문제, 근골격계 문제, 심한 기동성 장애 환자, 노인 환자에게 위험성이 높음

09 다음 중 감염력이 가장 강력한 홍역의 전파방식으로 옳은 것은?

① 비말전파   ② 곤충전파
③ 장전파   ④ 매개전파
⑤ 혈액매개전파

해설 홍역은 공기전파의 한 형태로 비말핵전파 방식을 통해 감염된다. 홍역은 동물 전파 매개체가 없고, 오직 사람에게만 감염된다.

10 재채기를 할 때 환자에게 입과 코를 막도록 교육하는 것은 전염의 어느 경로를 차단하는 것인가?

① 저장소   ② 출구

③ 숙주   ④ 입구

⑤ 격리

해설 감염 사슬에서 출구는 병원성, 미생물이 저장소에서 빠져 나가는 곳이다. 호흡기계를 통해서 병균과 바이러스가 탈출할 수 있기 때문에 환자에게 재채기 할 때 환자복 소매끝 등으로 입과 코를 막도록 교육해야 한다.

11 다음 중 천골 부위에 3단계 욕창이 있고 요실금이 있는 환자의 드레싱에 적합한 재료는 무엇인가?

① 투명필름   ② 거즈

③ 하이드로겔   ④ 하이드로콜로이드 + 하이드로겔

⑤ 칼슘알지네이트

해설 [욕창 단계별 드레싱법]

욕창단계	드레싱법
1단계	드레싱이 없거나, 투명 드레싱·하이드로-콜로이드 사용
2단계	투명드레싱, 하이드로-콜로이드 사용
3단계	• 삼출물이 적은 경우 : 하이드로-콜로이드+하이드로 겔 • 삼출물이 많은 경우 : 칼슘 알지네이트 팩킹
4단계	하이드로-콜로이드+하이드로 겔+칼슘 알지네이트 팩킹

12 출혈이 있으며 삼출물이 많고 사강이 큰 상처를 채우기 위한 패킹용으로 사용하는 드레싱은 무엇인가?

① Hydrocolloid

② 반투과성 필름 드레싱

③ Calcium alginates dressing(Alginates)

④ 폴리우레탄 폼

⑤ Hydrogel dressing

해설 [칼슘 알지네이트 드레싱]

칼슘 알지네이트 드레싱	• 삼출물을 흡수하여 상처표면에 젤 형성 • 상처의 사강을 줄이기 위한 팩킹용으로 사용 가능 • 지혈성분 함유로 출혈성 상처의 지혈을 촉진 • 장점 : 삼출물의 흡수력이 뛰어남 • 단점 : 2차 드레싱이 필요

13 다음에서 설명하고 있는 드레싱의 종류는 무엇인가?

공기와 물이 투과되지 않아 감염과 상처건조를 막고 삼출물과 반응하면 반 고형 겔을 형성하여 상처 치유를 촉진시키나 불투명해서 상처를 관찰할 수 없는 드레싱

① 거즈드레싱　　　　　　　　② 반투과성 필름 드레싱
③ Hydrocolloid　　　　　　　④ Hydrogel dressing
⑤ Calcium alginates dressing(Alginates)

해설　Hydrocolloid는 흡수성 밀폐 드레싱으로 상처 부위에 7일 동안 부착해두면 삼출물이 soft gel 상태로 변화되면서 육아조직과 상피조직의 재생이 일어난다.

14 붕대를 2/3 씩 겹치도록 감으며, 관절을 기준으로 위와 아래를 번갈아가면서 적용하는 붕대법은 무엇인가?

① 환행법　　　　　　　　　　② 나선법
③ 나선절전법　　　　　　　　④ 8자붕대법
⑤ 회귀법

해설　[붕대법의 종류]
　　　1. 환형대 : 붕대의 시작과 끝맺음, 같은 부위를 겹치게 감는 법
　　　2. 나선대 : 굵기가 고른 신체부위 적용
　　　3. 나선 절전대 : 굵기가 고르지 못한 신체부위 적용
　　　4. 8자대 : 관절부위
　　　5. 회귀대 : 손끝, 머리, 발끝 같은 말단 부위

15 14세 남학생이 축구를 하다가 무릎에 열상을 입고 상처에는 모래가 많이 묻은 상태로 응급실로 왔다. 가장 먼저 해야 할 간호는 무엇인가?

① 신체부위 멸균식염수로 세척
② 파상풍 예방주사를 실시
③ 상처 봉합
④ 항생제 투여
⑤ 상처 드레싱

해설　[상처세척]
　　　대상자가 상처를 입었을 경우 우선적으로 상처를 청결히 유지하여 상처부위의 감염을 예방해야 한다.

16 다음 중 VRE 환자의 감염경로를 차단하기 위한 병원의 시행 지침은?

① 역격리
② 접촉주의
③ 공기감염주의
④ 비밀감염주의
⑤ 혈액/체액 격리

해설 VRE는 반코마이신 항균제에 내성을 보이는 장구균으로 주 전파경로는 접촉이다. 의료인은 VRE 감염 대상자로부터 접촉전파를 예방해야 한다.

17 메르스가 유행할 당시 버스회사에서는 버스의 손잡이와 바를 소독하였다. 이처럼 소독액을 뿌려 감염경로를 차단할 때 어떤 경로를 차단하는 것인가?

① 전파방법, 침입구
② 탈출구, 전파방법
③ 저장소, 전파방법
④ 침입구, 개체의 감수성
⑤ 저장소, 탈출구

해설 저장소는 감염원이 성장과 증식을 하는 장소이며 오염된 손잡이를 통해 병이 전염되는 것을 막는 것은 전파방법을 차단하는 것이다.

18 다음 감염을 예방할 수 있는 가장 기본적인 요소인 손씻기에서 가장 중요한 것은?

① 시간
② 흐르는 물
③ 소독제의 종류
④ 물의 온도
⑤ 마찰

해설 손씻기는 병원 감염을 예방할 수 있는 가장 기본적이면서 중요한 것이다.
이러한 손씻기에서는 기계적 마찰을 이용하여 먼지와 유기물을 제거하는 것이 가장 중요하다.

19 다음 중 외과적 무균술을 적용해야 하는 간호는 무엇인가?

① 단순 도뇨술
② 비위관
③ 좌약삽입
④ 결장루 세척
⑤ 구강간호

해설 단순 도뇨술의 경우에는 외과적 무균술을 적용해서 요도를 통한 감염을 방지해야 한다.

20 다음 중 병원감염에 걸릴 위험이 가장 높은 환자는?

① 하루에 2갑의 담배를 피우는 79세 노인
② WBC 수치가 $6000/mm^3$인 42세 여성
③ 태어난 지 30일 지난 신생아
④ 1주일째 유치도뇨관을 한 75세 노인
⑤ 체중미달이면서 채식주의자인 66세 여성

해설 병원감염은 비뇨기계로 감염되는 것이 흔하기 때문에 유치도뇨관을 가지고 있는 대상자의 감염위험률이 높다.

21 5세 여아가 수두 증상으로 병동에 입원했을 때, 표준예방지침 이외에 적용해야 할 예방지침은 무엇인가?

① 역격리   ② 접촉감염
③ 음식매개감염   ④ 동물매개감염
⑤ 장내 배설물 매개감염

해설 수두는 직접 접촉, 피부나 점막 배설물, 비말 감염, 오염된 물건을 통해 전파될 수 있으므로 주의한다.

22 다음 중 소독액을 병에서 따를 때 주의할 사항은 무엇인가?

① 용기의 높이를 높게 들고 따른다.
② 라벨이 붙어있는 쪽을 손으로 감싸고 용액을 따른다.
③ 테이블에 놓으려면 뚜껑의 안쪽면이 아래로 향하게 놓아야 한다.
④ 뚜껑을 열자마자 용액을 바로 사용한다.
⑤ 용액을 따르는 동안 뚜껑의 안쪽면이 위로 향하게 들고 있는다.

해설 라벨에 용액이 흐를 경우 미생물의 서식지가 될 가능성이 있고 라벨의 표기사항이 지워질 수 있기 때문이다.

23 병원감염을 예방하기 위해 간호사가 가장 기본적으로 해야 하는 것으로 최근 환자와 보호자에 게까지 교육의 중요성이 대두되고 있는 병원감염 예방법은?

① 마스크 착용　　　　　　　　② 가운 착용
③ 소독 장갑 착용　　　　　　　④ 환자가 사용한 물품의 화학적 소독
⑤ 손씻기

> 해설　병원감염 예방의 기본은 손씻기이며 손은 접촉으로 인한 빈번한 감염전파경로이기 때문에 병원감염을 예 방하기 위해서 가장 기본적이고 가장 중요한 요소이다.

24 다음 중 교차감염에 대한 설명으로 옳은 것은?

① 피부에 흔히 생기는 농포를 말한다.
② 한 환자의 병원균이 다른 환자에게 옮겨지는 것이다.
③ 상처가 재감염 되어 악화된 것이다.
④ 수술 시 부주의로 수술 받은 상처가 감염된 것이다.
⑤ 병원내의 미생물에 쉽게 감염되고 치료과정이 지연되는 것이다.

> 해설　교차감염이란 병원에서 환자에 의해 병원균이 다른 환자에게 옮겨지는 것을 말한다.
> [병원감염의 분류]
> 1. 외인성 감염
> 　　인체 외부에 있는 세균에 의한 감염
> 　　★ 교차 감염 : 한 환자의 병원균이 다른 환자에게 옮겨지는 것
> 2. 내인성 감염
> 　　인체 내부의 정상 상주균의 변화 또는 과잉 성장으로 인한 감염
> 3. 의원성 감염
> 　　• 의학적 진단, 치료 절차에 의한 감염
> 　　• 요로감염이 가장 흔함, 폐렴, 수술부위 감염, 혈관 내 카테터 감염

25 다음 중 역격리법을 시행하는 일차적인 목적은 무엇인가?

① 다른 환자에게 감염시키는 것을 막기 위함이다.
② 환자의 방문객이 오염되는 것을 막기 위함이다.
③ 격리실 간호사가 오염되는 것을 막기 위함이다.
④ 개인이 혈액 전파성 병원체에 노출되는 것을 제한하기 위함이다.
⑤ 일반환경으로부터 감염에 취약한 대상자가 오염되는 것을 막기 위함이다.

[역격리]

역격리	
정의	민감한 환자를 외부 균으로부터 보호하는 것
대상	질병이나 상처 혹은 면역억제제의 사용으로 감염에 대해 정상적인 신체 방어력이 낮아진 사람들에게 필요 예 신생아, 화상, 백혈병 대상자 등
간호	• 문을 닫아 둠(외부공기유입으로 감염이 될 수 있음) • 내과적 무균법 실시 • 욕실과 변기가 개인실에 있어야 함 • 마스크·신발덮개·가운 등 모든 물품을 멸균 혹은 소독된 후 사용해야 함 • 장갑은 직접적 접촉에만 착용 • 환자에게 사용될 모든 물품은 사용하기 전에 증기나 공기로 멸균한 상태여야 함

26 환자에게 내시경 검사를 한 후 사용한 렌즈를 소독하려고 한다. 이때 알맞은 소독방법은?

① 건열소독
② 여과소독
③ 자비소독
④ 자외선 소독
⑤ EO gas 소독

해설 [EO gas 소독(산화에틸렌 가스)]
1. 세포의 대사과정을 변화시켜 아포와 미생물을 파괴시킴
2. 30~60% 습도, 45~55℃에서 1시간 30분~2시간 동안 멸균
3. 마모되기 쉬운 기구, 열에 약한 물품 멸균에 용이
4. 침투력이 강하고 효과적이나 비경제적
5. 독성이 있어 멸균 후 상온에서 8시간~16시간 동안 방치(환기)해야 함(장시간 걸림)

27 Acetaminophen 2.0g의 tid po 처방이 있다. Acetaminophen 1정이 0.25g인 경우 한 번에 몇 알을 제공해야 하는가?

① 2정
② 4정
③ 6정
④ 8정
⑤ 10정

해설 acetaminophen 2.0g을 1일 3회 처방하라는 뜻이며 2.0g은 1회 투여량이므로 한번에 8정씩 투여해야 한다.
다음과 같은 공식으로 적용하여 문제를 풀 수 있다.
1 : 0.25 = x : 2.0
x = 8
8정씩 투여해야 한다.

28 HIV 환자에게 간호를 적용하는 동안 주의해야 할 사항으로 옳은 것은?

① 투약 후 주사기의 뚜껑을 꼭 닫아서 버린다.
② 환자와의 신체적 접촉을 피한다.
③ 일회용 식기와 컵을 사용한다.
④ 투약 후 구멍이 없는 통에 따로 버려 처리한다.
⑤ 환자에게 외과적 무균법을 적용한다.

> **해설** [감염관리]
> HIV는 감염된 혈액이나 체액의 직·간접 접촉을 통하여 전파되기 때문에 주사 후 주사기 뚜껑을 닫지 않은 채 바로 버려야 한다. 가능한 일회용 식기와 컵을 사용하도록 하나 외과적 무균법을 적용할 필요는 없다.

29 심부전이 있는 대상자에게 디지탈리스(Digitalis) 투여 시 반드시 확인해야 할 사항은 무엇인가?

① 호흡   ② 맥박수
③ 체온   ④ 혈압
⑤ 프로트롬빈 시간

> **해설** Digoxin(Digitalis)은 부정맥 치료제로 서맥을 유발할 수 있으므로 투약 전에 반드시 맥박수를 사정하도록 한다.

30 경구투약에 관한 설명으로 옳지 않은 것은?

① 모르핀을 투여하기 전에서는 호흡수를 측정하여 분당 12회 이하인 경우에는 투여를 중지하고 의사에게 보고 한다.
② 함당정제는 씹지 말고 삼키도록 한다.
③ 기름 종류의 약은 따뜻하게 하여 흡수를 돕고 먹기 편하게 한다.
④ 치아에 착색되는 약은 빨대로 마시도록 한다.
⑤ 하제는 식전에 투여하는 것이 효과적이다.

> **해설** 경구투약 간호에서 기름 종류의 약은 차게 해서 주어야 복용하기 용이하다.

31 다음 중 둔부 배면 근육주사 시 정확한 주사 부위의 선정기준이 되는 해부학적 위치는?

① 후상장골극, 삼각근   ② 후상장골극, 대전자

③ 후상장골극, 대둔근   ④ 삼각근, 대둔근

⑤ 삼각근, 대전자

> **해설** [근육주사 부위 선택]
> 둔부배면 주사 시 후장골극과 대전자를 촉지하여 두 확인점 사이에 가상의 대각선 그림을 그린 후 대각선 중간점에서 위쪽 바깥 부분에 주사한다.

32 다음 경구 투약과 관련된 내용으로 옳은 것은?

① 대상자가 약물을 삼킬 수 있도록 커피나 우유를 준다.

② 투약하지 못한 경우에는 간호기록지에 그 이유를 기록한다.

③ 금식환자인 경우에도 약물은 투여한다.

④ 설하약물은 환자에게 약을 바로 삼키도록 한다.

⑤ 바쁜 경우에는 다른 간호사가 준비한 약을 대신 투여해도 된다.

> **해설** [경구 투약 간호중재]
> 1. 종이컵이나 플라스틱 컵을 대상자의 침상가에 놓고 준비할 것
> 2. 간호사는 자신이 준비한 약만을 대상자에게 투여하며, 다른 간호사가 준비한 약은 안 됨
> 3. 침상가에 놓았을 때 대상자가 약을 다 먹는 것을 확인해야 함
> 4. 대상자가 금식인 경우 약물 투여를 금함
> 5. 설하 또는 볼점막 투여 약물은 삼키지 말고 녹여서 약물이 점막으로 흡수되도록 함
> 6. 특별한 경우가 아니면 약의 형태를 변경하지 않음
> 7. 특별한 지시가 없으면 두 가지 이상의 약물을 섞어 주지 않음
> 8. 흡인 예방
>   ⊙ 가능한 앉거나 상체를 세운 자세에서 투약
>   ⓒ 한 번에 한 알씩 투약
>   ⓒ 편마비가 있을 경우에는 건강한 쪽으로 약을 넣어 삼키도록 교육

33 다음 중 피내주사에 대한 설명으로 옳은 것은?

① 비경구 투약 중 가장 흡수가 빠르다.

② 피내는 혈관 분포 상태가 상당히 좋다.

③ 피내는 신경의 분포가 거의 없다.

④ 약물에 대한 반응을 확인하는 시간이 오래 걸린다.

⑤ 피하투여보다 많은 양이 투여 가능하다.

해설 [피내주사(Intradermal injection) : 피부 층 사이]
1. 목적 : 투베르쿨린 반응, 알레르기 반응 등의 진단 목적
2. 비경구 투약 중 가장 흡수가 느림, 약물에 대한 반응을 쉽게 육안으로 확인가능
3. 0.01~0.05cc의 적은 양 투여
4. 부위 : 전완의 내측면, 흉곽의 상부, 견갑골 부위
5. 주사법
　⊙ 주사가 삽입될 부분에 중심의 바깥쪽을 향해 원을 그리며 알코올 솜으로 깨끗이 함
　ⓒ 환자의 팔을 잡고 주사 부위 피부를 팽팽하게 함
　ⓒ 주사기를 잡고 주사바늘의 경사면을 위로하여 주사바늘을 피부와 거의 평행하게 약 10~15° 정도로 주사바늘 삽입
　ⓔ 주사기의 내관을 밀어 넣어 피부에 조그만 구진(Wheal) 형성
　⑩ 주사바늘 제거 후 주사부위 마사지하지 않도록 교육
　ⓗ 주사 후 정해진 관찰 시간에 따라 주사 부위 국소반응 징후 관찰(투베르쿨린 반응 관찰 시에는 48~72시간 후)

34 Z-track은 피하조직에 자극이 있는 약물을 근육으로 주사할 때 자극을 최소화하는 기법이다. Z-track 방법으로 가장 올바른 것은 무엇인가?

① 주사침 길이는 2.5cm 이상이어야 한다.
② 주사기에 1ml 이상 많은 양의 공기를 넣어 준다.
③ 약물주입 후 즉시 바늘을 제거한다.
④ 피부 소독 후 피부가 평평하게 펴지도록 늘린다.
⑤ 약물을 주입할 때는 재빠르게 시행한다.

해설 [Z-track 기법]
1. 목적
　피하조직에 심한 자극을 주거나 착색시키는 약물 주사 시(철분제, DPT 백신)
2. 방법
　⊙ 큰 근육 부위 선택하여 주사하도록 함
　ⓒ 바늘 삽입 전 피부를 2.5~3cm 잡아당기며 당겨진 상태에서 바늘 주입
　ⓒ 한손으로 내관을 당겨 혈액이 나오는지 확인(피부를 계속 당기고 있음)
　ⓔ 약물 주입 후 약 10초 동안 피부는 계속 당기고 있음
　⑩ 약물이 새어나오지 않도록 주사바늘을 재빨리 빼면서 당긴 피부를 놓음
　ⓗ 주사 후 문지르지 않음
　(※ 주사기에 0.2cc 공기로 air lock을 만들어 준비하던 것은 위험성이 높아 최근에는 하지 않음)

35 다음 중 투약 과오를 예방하기 위해 간호사가 고려해야 할 사항으로 옳지 않은 것은?

① 구두처방 시 간호사가 다시 한 번 약의 이름과 용량을 의사에게 확인한다.

② 간호력 수집 시 약물사용에 대한 과거력을 확인한다.

③ 의사의 처방내용이 의심될 때에는 처방내용을 확인하기 전에는 투여하지 않는다.

④ 약 복용하는 것을 잊어버리고 두 번 먹지 않았을 때에는 다음 회에 3회분을 한꺼번에 복용하도록 한다.

⑤ 과민반응을 일으킬 수 있는 주사약물을 투여할 때에는 반드시 피부반응검사를 해야 한다.

해설 [투약 과오 예방]
한 번에 많은 약을 복용했을 경우에는 약물의 요량이 초과되어 독성과 부작용을 일으키기 쉬우므로 절대로 한꺼번에 복용해서는 안 된다.

36 5% 포도당 500ml를 정맥으로 7시간 동안 주입하려고 한다. 주입 set이 1ml당 15방울로 주입할 경우 1분간 방울 수는?

① 17~18 ② 18~19
③ 19~20 ④ 20~21
⑤ 21~22

해설 [분당 방울 수 계산]

$$\text{분당 방울 수} = \frac{\text{1일 수액주입량(ml)} \times \text{ml당 방울 수}}{24\text{시간} \times 60\text{분}} \times \text{용액의 양}$$

$$= \frac{500ml \times 15gtt}{7\text{시간} \times 60\text{분}} = 17.85$$

37 다음 중 투약 시 간호사가 지켜야 할 5가지 원칙에 포함되지 않는 것은?

① 정확한 간호사 ② 정확한 대상자
③ 정확한 경로 ④ 정확한 시간
⑤ 정확한 용량

해설 [투약의 기본원칙 : (5right+5right)]
① 정확한 약(right Drug)
② 정확한 용량(right Dose)
③ 정확한 경로(right Route)
④ 정확한 시간(right Time)
⑤ 정확한 대상자(right Client)
⑥ 정확한 기록, 정확한 교육, 거부할 권리, 정확한 사정, 정확한 평가

38 다음 중 배둔부위에 주사를 잘못 놓았을 때 손상이 가능한 신경은?

① 대퇴신경   ② 경골신경

③ 좌골신경   ④ 요골신경

⑤ 척골신경

해설 근육주사 부위 선택 시 배둔부위는 둔부 4분면에서 위쪽 바깥쪽으로 근육이 커서 투여량을 충분히 흡수하여 주사 후 불편감이 적은 장점이 있으나 주사 부위가 정확하지 않은 경우에는 좌골신경 손상으로 인한 하지마비를 초래하는 단점이 있다.

39 다음 중 정맥약물을 투여하기 위해 Heparin lock을 사용하는 경우로 가장 적합한 것은?

① 정맥으로 Heparin을 투여하라는 처방이 있을 때
② 용액의 많은 양을 정맥이 견딜 수 없을 때
③ 반복하여 약물을 정맥으로 주사해야 할 때
④ 정맥 주입용액이 소량일 때
⑤ 한 정맥을 한 번밖에 사용할 수 없을 때

해설 [Heparin Lock]
• 정맥주사 카테터 끝을 막아 놓은 마개로, 생리식염수나 헤파린을 관류한 것을 말함
• SAS : 식염수(Saline, S)·약제 투약(Administration, A)·식염수(S)
• SASH : 식염수(S)·약제 투약(A)·식염수(S)·헤파린(Heparin, H)
1. 목적
   • 정맥 혈관 확보
   • 잦은 채혈을 해야 할 때
   • 정맥 내 간헐적 약물 주입
2. 장점
   IV 카테터 막히지 않도록 장시간 수액을 불필요하게 주입할 필요 없음

40 다음 투약에 관한 뜻이 옳게 설명되어 있는 것은?

> qid-ac-hs-O.S.-stat-po

① 하루 네 번-식 전-취침 시-양안-매일-경구로
② 하루 네 번-식 전-취침 시-왼눈-즉시-경구로
③ 하루 한 번-식 후-취침 시-오른눈-즉시-경구로
④ 하루 한 번-식 전-취침 시-오른눈-즉시-경구로
⑤ 하루 한 번-식 후-취침 시-양안-필요시-경구로

해설 [투여빈도]
stat(즉시), q.d.(매일), q.o.d.(하루 건너)
1. bid(하루에 두 번), tid(하루에 세 번), qid(하루에 네 번)
2. q.h.(매 시간마다), q4h(4시간마다), hs(취침 전), ac(식전), prn(필요할 때마다)

41 환자에게 Warfarin을 투약하려고 한다. Warfarin 주사 시 1ml가 80unit이고, 16unit을 주사하려 한다면 몇 ml를 주사하여야 하는가?

① 0.1ml
② 0.2ml
③ 0.3ml
④ 0.4ml
⑤ 0.5ml

해설 80unit:1ml = 16unit:x
$80x = 16$
$x = \dfrac{16}{80}$
$\quad = 0.2$
따라서 환자에게 0.2ml를 주사하여야 한다

42 다음 중 안약을 투약하는 방법으로 가장 올바른 것은?

① 안약은 하안검 결막낭 내측에 점적한다.
② 안약은 결막상 내측에서 외측으로 바른다.
③ 안연고는 결막하 외측에서 내측으로 바른다.
④ 안약을 점적한 뒤 눈을 감고 눈동자를 굴린다.
⑤ 안약을 점적한 뒤 눈 외측을 압박한다.

해설 [안약 투여 간호]
1. 미생물의 번식을 방지하기 위해 손을 씻음
2. 대상자를 눕히거나 앉게 한 후 머리를 뒤로 젖힘
3. 소독된 생리식염수로 내안가에서 외안각 쪽으로 닦음
4. 안약 투여 시에 천정 쪽을 보도록 지시함
5. 하안검의 피부 아래쪽으로 잡아당겨 안연고는 조금 짜내 버리고 하안검 내측에서 외측으로 1~2cm 정도 바름, 안약은 처음 방울은 버리고 처방된 방울만큼 아래쪽 결막낭에 떨어뜨림
6. 약물이 고르게 퍼지도록 눈을 서서히 감은 후 눈동자를 굴림

43 헤파린 피하주사 시 혈종 형성 방지를 위해 가장 적절한 부위는 다음 중 어디인가?

① 상완 외측 후면
② 전완 내측
③ 대퇴 전면
④ 견갑골 부위
⑤ 복부

해설 [헤파린 투여]
1. 항응고제로서 혈액이 응고되는 시간 지연시킴
2. 투여량 : 0.1 혹은 0.01cc 정도임
3. 주사 부위에 국소 출혈 예방
  • 이전 장소를 피해 돌아가면서 투여함
  • 주사기를 주사부위에 찌른 후 주사기 내관 당겨 흡인하지 않아야 함
  • 주사 후 마사지 금기
4. 장기치료 : 25~27G의 주사바늘로 하복부의 지방층까지 도달하도록 깊숙이 피하주사한다.
5. 헤파린의 근육 내 주사는 국소혈종 형성과 조직의 자극성 때문에 피해야 한다.

44 다음의 경우 한 번에 투여할 용량은 얼마인가?

• 설파메진 4,500mg을 #2로 주라는 지시가 내려졌다.
• 4ml의 바이알에 1,500mg의 설파메진이 들어있다.

① 8ml
② 7ml
③ 6ml
④ 5.5ml
⑤ 4ml

해설 4,500mg을 주입하려면 1,500mg의 바이알 3개가 필요하다.
3바이알은 12ml이므로 12ml를 #2로 주려면 일회 6ml씩 투여해야 한다.

45 다음 중 약물을 주사로 투여하는 것보다 경구로 투여하는 것이 더 적합한 경우는?

① 많은 용량의 약물을 사용해야 할 때
② 소화액에 의해 약효의 변화를 가져올 때
③ 무의식환자일 때
④ 부작용을 경감시키려고 할 때
⑤ 더 빠른 효과를 얻으려고 할 때

해설 [경구투여의 장점]
경구투여는 소화액에 의해 약효의 변화가 올 수 있고, 효과를 나타내는 시간도 오래 걸리지만 부작용이
가장 적기 때문에 많이 사용된다.
①②③⑤는 정맥주사에 대한 설명이다.

46 32세 부인의 질 좌약투여 시 간호사가 고려해야 할 사항은 무엇인가?

① 심스 체위를 취하도록 한다.
② 외과적 무균술을 시행한다.
③ 적어도 10~30분 정도 좌약을 보유하도록 한다.
④ 검사 전 방광을 채우도록 한다.
⑤ 질 전벽을 따라 5~8cm 정도 좌약을 밀어 넣는다.

해설 [질 좌약 투여 시의 간호]
1. 목적
 ㉠ 질강 내 청결
 ㉡ 약물 주입
2. 방법
 ㉠ 목적과 절차 설명, 약물 투여 전 방광을 비우도록 한다. 방광이 팽만되면 치료 시 불편하기 때문이다.
 ㉡ 배횡와위, 프라이버시 유지한다.
 ㉢ 음순 소독 시에는 위에서 아래로 시행한다.
 ㉣ 음순을 벌리고 질 내로 질 투여기를 5~10cm 정도 밀어 넣는다.
 ㉤ 삽입 후 적어도 10~30분 동안 누워 있도록 하고 투여 후 원한다면 위생패드를 착용하도록 한다.

47 다음 중 피하주사로 투여될 수 없는 약물은 어떤 것인가?

① 인슐린
② 헤파린
③ 예방 백신
④ 마약
⑤ cephotaxime

정답 📷   45. ④   46. ③   47. ⑤

해설 [피하주사 투여 약물]

피하로 투여되는 약물에는 인슐린, 수술전 처치, 약물들, 마약, 예방 백신, 헤파린 등이 있다. cephotaxime 등의 항생제는 피하로 주입될 경우 자극이 심하고 흡수가 어렵다.

48 다음과 같은 처방의 경우 환자가 먹을 약의 총량은 무엇인가? ㅍ

> Piroxicam 500mg qid p.o.로 3일간 복용

① 1,500mg

② 3,000mg

③ 4,500mg

④ 6,000mg

⑤ 6,500mg

해설 500mg X 4회 = 2,000mg/day

2,000mg/day X 3days = 6,000mg

환자가 먹어야 할 Piroxicam 총량은 6,000mg이다.

49 약이 쓰다는 이유로 경구투약을 거부하는 환아에게 간호사가 도와줄 수 있는 방법으로 가장 좋은 것은?

① 시원한 레몬즙을 마시게 한다.

② 비스킷을 소량 먹게 한다.

③ 따뜻한 차를 마시게 한다.

④ 사탕을 입에 물고 있게 한다.

⑤ 얼음조각을 입에 물고 있도록 한다.

해설 불쾌한 맛을 내는 약물의 경우에는 약을 차갑게 주거나 또는 입에 얼음조각을 물고 있게 하여 감각을 떨어뜨리면 덜 자극받게 되므로 도움이 된다.

50 다음은 근육주사의 특징에 대한 설명이다. 옳은 내용은 무엇인가?

① 피하투여에 비해 조직의 약물로 인한 통증이 적다.

② 근육에 혈관분포가 적어 약물의 흡수속도가 느리다.

③ 피하투여보다 적은 양을 투여할 수 있다.

④ 결핵균의 감염 여부, 알레르기 검사 등의 진단목적으로 피부반응을 보기 위함이다.

⑤ 측둔부위는 근육이 커서 투여량을 충분히 흡수하며 주사 후 불편감이 적다.

[근육주사(Intramuscular injection)]
　　1. 목적 및 장점
　　　ⓐ 경구투여, 피하주사보다 흡수율이 높고 빠르게 작용하는 약물 투여
　　　ⓑ 피하투여보다 많은 양 투여가능
　　　ⓒ 피하투여에 비해 조직의 약물 자극이 적음
　　2. 주사부위
　　　ⓐ 배둔부위(Dorsogluteal), 측둔근(Ventrogluteal), 외측광근(Vastus lateralis), 대퇴직근(Rectus femoris) 및 삼각근(Deltoid)
　　　ⓑ 고려사항 : 주사용액의 양, 근육 상태, 환자의 체위 변경 능력

51 수혈 직후 대상자가 동통, 오한을 호소하였으며 발열, 빈맥, 저혈압이 나타났을 때 의심되는 수혈반응은?

① 용혈반응　　　　　　　　② 열성반응
③ 세균감염　　　　　　　　④ 알레르기반응
⑤ 순환과부담

수혈부작용으로 용혈반응이 나타날 수 있다. 오한, 열, 두통, 핍뇨, 황달, 호흡곤란, 청색증, 흉통, 빈맥, 저혈압 등 아나필락시스 반응을 보인다.

52 다음과 같은 상황에서 간호사가 가장 먼저 해야 할 것은 무엇인가?

> 51세 여자환자가 유방절제수술 도중 갑작스런 출혈로 응급수혈을 받다가 호흡곤란, 식은 땀, 빈맥 등의 부작용이 발생하였다.

① 진통제를 투여한다.
② 의사에게 보고한다.
③ 즉시 수혈을 중단한다.
④ 보호자에게 환자의 상태를 알린다.
⑤ 간호단위관리자에게 보고한다.

해설 [수혈부작용과 간호중재]

반응	증상	간호중재
용혈 반응 ABO 부적합	오한, 열, 빈맥, 저혈압두통, 핍뇨, 황달, 호흡곤란, 청색증, 흉통 등 아나필락시스 반응	• 급속히 나타나므로 수혈 후 첫 15분 동안 환자를 자세히 관찰하고 반응이 나타나면 즉시 수혈을 중단할 것 • 식염수로 정맥주입을 유지 • 의사와 혈액은행에 알림 • 검사표본과 소변 채취 • 섭취량과 배설량을 측정하여 신기능을 파악
발열 반응 혈액성분에 대한 알레르기 반응	오한, 열, 두통	• 즉시 수혈 중지 • 생리식염수로 정맥 확보 • 의사에게 알림 • 처방된 해열제 투여, 30분마다 활력징후 측정
알레르기 반응, 혈액내 단백질, 수혈자의 항원에 대한 항체반응	두드러기, 천식, 관절통, 전신 가려움, 기관지 경련	• 소양증이 있다면 천천히 수혈 • 심한 반응 시 수혈을 중지하고 의사에게 알림 • 항히스타민제 투여 • 아나필락시스 반응 관찰

기본간호학 간결

초판 1쇄 2023년 7월 14일
2판 1쇄 2023년 12월 12일

편저자 김명애
발행처 (주)IMRN
주 소 경기도 파주시 금릉역로 84, 청원센트럴타워 606호 (금촌동)

ISBN 979-11-93259-05-4